U0215670

养肝就是养命

一本能从20岁读到90岁的肝脏健康书

李 卉 武警总医院营养科主任
王伟岸 武警总医院消化内科副主任医师 ｜主编

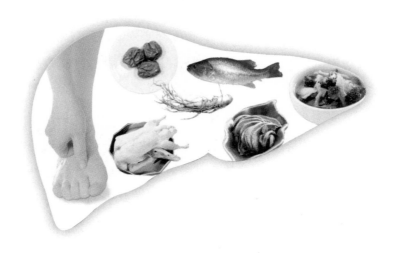

江西科学技术出版社

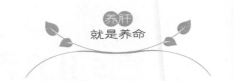
呵护好你的"心肝宝贝"

如今生活节奏比较快，人们的身体和精神都承受着巨大的压力，抽烟、喝酒、熬夜等不良生活习惯使得现代都市人长期处于亚健康的边缘。没有人会在意平时的这些习惯会对肝脏造成多大的伤害，那是因为我们并没有真正了解肝脏。

人们常说，"心肝宝贝"，可见肝脏对于人体健康非常重要。肝脏被誉为人体的"将军之官"，它在人体新陈代谢过程中起着非常重要的作用，负责帮助人体调节气血水液，维持人体代谢正常，肝脏还有藏血、防止意外出血的作用。同时，肝脏还是人体的排毒工厂，吃进去的有毒物质，有损肝脏的药物，体内产生的毒素、废物等都必须依靠肝脏来解毒。

中医讲，百病之源，根在肝脏。肝不好，人就容易生病。如果肝脏代谢不正常，人体所需养分得不到及时供应，身体中的各个器官都无法正常工作。本应明亮清澈的眼睛会由于肝血不足而干涩呆滞，本应光滑坚韧的指甲也会变得干枯变形，就连女人们的"好朋友"也不能如期而至。如果肝藏不住血，凝血功能无法发挥作用，身体就会意外流血：鼻血不止、眼底出血，有的时候吐痰也会夹杂着血丝。如果肝脏无法正常排毒，毒素就会滞留在体内，再美的女人也会变成"黄脸婆"，再强壮的男人也会萎靡不振，垂头丧气。

如果不想生病，首先要保护好肝脏。从这个意义上说，养生先要养肝，养肝就是养命。

正如人们常说的，肝脏是个"沉默的器官"，它不像肠胃，吃少了会饿，吃多了又会撑，吃错了还会上吐下泻；也不像肺，快跑几步都要气喘吁吁；更不像心脏，芝麻点儿事也会心烦意乱。它只知道不停地工作，即使出了毛病也不言语一声儿。

肝脏具有非常强的再生能力，即便只剩下三分之一，也还能正常工作，而且会快速恢复到原来的大小。有人说，既然这样，当肝脏受到损伤的时候，我们大可以把坏了的部分切掉。但是，不要忘了，肝脏只会默默地工作，不会轻易让你发觉它的异常。有时甚至要等到肝炎、肝硬化等肝病症状出现的时候，人们才会发现自己的肝出了问题，这时病情已经非常严重，甚至都已经危及生命了，因此，养肝也就是在养命。

想要养好肝首先应该了解肝。本书在第一章中详细介绍了人体的中枢命脉——肝脏，提醒我们六大预示着肝脏可能出问题的救命信号，以及平时最容易伤肝的事情。肝脏养护非常讲究，生活中的方方面面都必须注意。至于我们在生活中应该注意哪些细节，如何运动才能养肝，怎样按摩养肝，第二、三章做了相应说明。爱护肝脏还要知道什么能吃，什么不能吃，什么应该多吃，什么应该少吃，本书第四章细述养肝应该怎么吃。男女身体条件各不相同，养护肝脏的方法自然要有所区分，第五章教给我们男女各不相同的养肝方法。一年之中，寒热温凉的气候变化影响着我们身体生理功能的发挥，顺应四时调整自己的生活，养肝才能见成效，第六章讲述了春夏秋冬养肝护肝需要遵循的原则。最后一章从中西医不同角度对五大类常见肝脏疾病进行了分析，告诉读者如何在日常生活中养肝保命。

幸福的生活需要健康的身体做支撑，一个身体不健康的人根本就谈不上幸福。希望大家从今天起好好爱护我们的"心肝宝贝"。

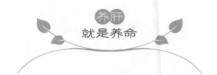
第一章
养肝·识
肝不好到底表现在哪些方面

第二章
养肝·调

肝好全在平时养，
养好肝脏百病消

第三章
养肝·动
运动是最健康的养肝方式

第四章
养肝·补

吃对了养肝保命，
吃错了伤肝伤身

第五章
养肝·男女

男人、女人都逃不开的
养生话题

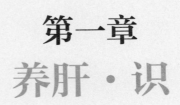

第一章

养肝·识

肝不好到底表现在哪些方面

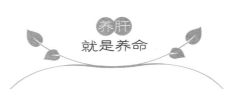

养肝
就是养命

在我们的身体中，有一间"巨型化工厂"，它就是肝脏。当它健康时，兢兢业业地为我们的生活埋单，我们往往难以察觉到它的价值；但当我们真实地感受到它时，为时已晚。所以，不要等到肝脏出现问题再去保养，也不要让一些不在意的事儿伤了肝。

六大救命信号预示着你的肝可能出问题

也许，加班熬夜、喝酒应酬、大吃大喝、服用保健品、节食减肥早已成为我们的习惯，但这却让肝脏承受着巨大的负荷。有人说，肝脏是沉默的器官，其实，它也会发出一些求救信号。

眼睛干涩、呆滞，多半是肝血不足惹的祸

俗话说，"眼睛是心灵的窗户"，中医学上认为，从眼睛能预知"肝况"。怎么看呢？主要看眼睛的色泽和清澈度。小孩子眼睛清澈明亮，而中年人，眼睛灰暗无光。眼睛清澈明亮、神采奕奕，说明气血充足、肝气充盈；双目呆滞、灰暗无光，则是气血虚弱的表现；眼睛干涩、眼皮沉重，也表示气血不足；眼白的颜色浑浊、发黄，就代表肝脏气血不足。

随着社会竞争的加剧，人们对眼睛的使用强度和密度也越来越大，很多人因为长时间面对电脑、手机等各类电子产品而常常觉得眼睛发干、看东西模糊。其实，这是眼疲劳的一种表现。如果眼睛过分疲劳，不仅会对视力产生影响，还会消耗肝血，甚至对肝脏造成损伤。

《黄帝内经》里就曾说过："肝开窍于目。"意思就是眼干、眼涩、眼疲

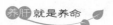

劳等问题都与肝脏有着密切的关系。

因为肝的经脉从脚开始，沿下肢内侧上行到腹部，再由内在的脉络进一步和眼睛联系起来。深藏于身体内部的肝脏通过经络通道，将养分源源不断

肝血充盈，眼睛才会顾盼生辉

深藏于身体内部的肝脏通过经络通道，将养分源源不断地输送给眼睛，这样，我们的眼睛才会顾盼生辉、灵活有神。如果肝血不足或者肝功能不好，我们的眼睛就会失去滋养，看不清东西、干涩呆滞、失去神采。

地输送给眼睛，这样，我们的眼睛才会顾盼生辉、灵活有神。也就是说肝的经脉上联于目系，只有肝的精血循着肝经上注于目，才能使眼睛发挥视觉功能，中医所谓"目受血而能视"就是这个道理。

如果肝血不足或者肝功能不好，我们的眼睛就会失去滋养，出现看不清东西、眼睛干涩、毫无神采甚至呆滞等状况。也就是说，如果你的眼睛不好，那么你的肝脏也可能出现问题了。

同时，久视和辐射也为电脑一族的肝脏健康埋下了隐患。如果我们长久地盯着书或者电脑，过度用眼的话，就会造成"五劳七伤"

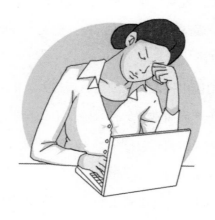

✦ 眼睛长时间盯着电脑看，就会出现眼睛干涩、胀痛的问题，所以每隔一两个小时要让眼睛休息一下。

里的"久视伤血",就会使肝血的消耗过度。肝脏本是贮藏着极为丰富的血液，肝血充足，则双目有神，视物清晰；如果肝血消耗过度，就会使肝血不足，眼睛就得不到充足的肝血来濡养，会出现双目干涩昏花、视物不清或者夜盲等症状。也就是说，久视伤肝，肝血不足反过来又影响眼睛，如此便陷入了一个恶性循环中。

所以我们一定要好好保养眼睛，因为眼睛不能好好休息，肝脏也不能好好休息。平时多吃些猪肝、鸡肝等动物肝脏，同时补充牛肉、鲫鱼、菠菜、荠菜等富含维生素的食物，还可以用枸杞、菊花泡水喝。我们知道，枸杞可以滋补肝肾、益精明目；菊花可以清肝火、明目。其实，这就是大名鼎鼎的"杞菊茶"。

指甲易断、"月牙儿"小，当心！你可能气血不足了

是不是发现自己手指甲上的"月牙儿"变小了？指甲也不像以前那么硬了，好不容易才留长的指甲，正准备周末去美甲的，没想到洗了两件衣服就折了。指甲壁上还总起皮皮，嫌不好看忍着痛把皮皮揪掉，十有八九还会流血……

人的手指甲上都有个半月形的"小月亮"——半月痕，是人体气血营养是否充沛的刻度表。从中医的角度看，"肝，其华在爪"，意思是如果肝血充足的话，内在的光华就会表现在指甲上，也就是说，指甲是人体健康的外在表现，从指甲的表现能看出肝的好坏。

具体怎么看呢？一般要看指甲的生长速度、表面的色泽和外部形态。

正常情况下，指甲红润、表面光滑、质地坚韧，除了小指都长有半月痕，这是健康美丽的指甲，也是肝气血旺盛，阴阳和合的一种表现。

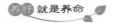

倾若指甲很长时间都不长，颜色枯槁、不够润泽，表面看起来也有些苍白，变薄变脆，很容易就能折断等，这是指甲营养不良的表现，也说明你的肝脏有了问题。

为什么这样说呢？中医认为"肝主筋"，筋就

 指甲营养不良完全是因为肝脏出了问题

"肝主筋"，如果肝血充盈，筋膜拥有充足的养分，指甲当然也能保持健康润泽。而如果肝脏气血虚空，指甲上半月痕就会消失或只有大拇指上有半月痕，指甲变得又薄又脆，甚至凹陷变形，颜色也不够红润，自然也谈不上健康、美丽了。

是筋膜，是一种联络关节、肌肉的组织，负责管理人体运动系统。筋膜需要肝血的滋养，如果肝血充盈，筋膜因为获得足够多的滋养液，就能够保证人体正常的运动。如果筋膜拥有充足的养分，指甲当然也能保持健康润泽。而如果肝脏气血虚空，筋膜就缺少充足的营养供养，身体就会表现出一些异常的状况。手指上没有半月痕或只有大拇指上有半月痕，指甲变得又薄又脆，甚至凹陷变形，颜色也不够红润，自然也谈不上健康、美丽了。

其实，如果肝出现问题，不光会使指甲变得不健康，还会引发严重的身体健康问题。具体来说，肝血不足的话，血液不足以滋养筋膜，人的手脚就容易颤抖麻木，有的时候伸一伸胳膊也会"嘎嘣嘎嘣"地响，压一压腿也可能会抽筋。

如果你的指甲变得容易折断、"月牙儿"也变小了，说明你的肝脏可能出现了问题，在这个时候，除了需要补钙以外，一定要想办法养护好肝脏，以补充气血。

高血压患者要高度关注自己的肝脏健康

医学发展至今，虽然已经有了很多有效的方法治疗高血压，但是我们仍不能忽视高血压对生命的威胁。尤其近些年，患高血压的病人越来越多，我们要时刻密切关注高血压病人的血压情况，保持血压的稳定。

高血压患者需要长期服用降压药物，因此，肝肾功能会不同程度地受到伤害。而肝功能出现问题对于血压的稳定也有相当的坏处。

中医认为，倘若肝功能不好，风症就容易发作。这里的"风"并非自然界中的"风"，是与肝有着密切关联的"风"。具体来说，肝受损，疏泄功能不能正常发挥，其最直接的影响就是体内气血运行失常，虚风容易滋生。我们知道，风一向游走不定，或者突然冲向头顶，或者一下子窜到脏腑，又或者迅速跑到四肢，这样一来总会带给人一些不适的感觉。

养护好肝脏，免受"风症"之苦

肝功能不好，容易发作"风症"，血压偏高，头晕目眩，只得服用降压药。为了保持血压的稳定，免受"风症"之苦，高血压患者一定要好好养护肝脏。

血压异常就属于"肝风内动"症状。"肝风"，顾名思义，就是像风一样在身体中流窜，没有规律可循。所以这类疾病往往来得快，去得也快，表现在血压上，就是血压忽然升高，又忽然降下来，使人感到头晕目眩、头昏脑涨，眼前忽然一片漆黑，看不清东西，有时候还会昏迷甚至休克。

故此，为了保持血压的稳定，免受"风症"之苦，高血压患者一定要好好养护肝脏。除了保证营养，均衡膳食以外，适当增加户

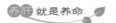

外体育锻炼，多呼吸呼吸新鲜空气，有助于加快身体新陈代谢，增强身体的免疫力，人也不容易生病。少生病自然就少吃药，少吃药自然对肝脏的伤害就少些。

为了避免血压因天气忽冷忽热变得不稳定，高血压患者日常可以多吃一些清淡食物，多喝水，切忌多吃油炸和咸辣食物。此外，还要坚持服用降压药物，不能随便停药。

四肢无力、眼底出血，不是肝血虚弱就是肝火过剩

真的不是"懒"，是真的不想动，只要躺下就不想起床。周末整天都宅在家里，不想出门，脸不洗，饭懒得吃，厕所都懒得上……睡上一天一夜还是浑身没劲儿，像是魂儿被抽走了一样！

我们都知道，肝是血液储藏的地方，或许你能猜到眼底出血和肝的藏血功能脱不了干系，那么，你知不知道四肢无力也和肝的藏血功能有关呢？

现在，我们来具体解释一下。

肝是人体大血库，收支有度才不会意外流血

肝脏是人体的大血库，负责储藏血液，调节血量。倘若肝不藏血，血液就会从血管中溢出来，身体就会意外流血，眼底出血、鼻血不止、吐血都是因为肝调节血量的功能失常。

古人说"肝藏血"，意思是，肝脏具有储藏血液的功能。其实，肝脏的藏血功能并不简单。作为人体的血库，如果只懂得储藏血液，那么日积月累，势必会装满整个血库，到时候库存太满，血库就会

崩溃。因此，它还需要懂得调节血量。既能够保证人体正常活动有充足的血液滋养，也能保存一部分血液，应对突发的"流血"事件。

无力、疲劳的感觉，似乎不能用"累"字来形容，因为感觉累的话，充分的休息就会恢复活力。而感觉无力的时候，睡再多觉可能也补不回来丢失的精力。其实，这是肝血虚弱的结果。肝血充足，身体各个部位才能够得到足够的血液滋养，自然就感觉不到乏力了。我们知道，单单只有血液是很难产生能量的，脂肪、维生素等也必不可少，而这些物质也储藏在肝脏中，这或许就是"肝藏血"的另外一层含义吧。

四肢能不能正常工作与肝血能不能正常释放也有关系。只有肝血充盈并顺利输送到四肢，人才能活动自如。否则，虽然有足够的血液，但输送不到人体其他器官，它们照样得不到养分，当然就不能正常工作。

肝脏是人体的大血库。当身体对于血液的需求量增加时，肝脏就会释放出大量血液供身体使用，维持人体正常活动。活动减少时血液就会流回到肝脏中。倘若肝脏调节血量的功能失常，肝不藏血，身体就会出现一些异常出血的症状，眼底出血就是其中一种。

一般来说，造成肝不藏血的原因是多方面的，上火是最常见的一个原

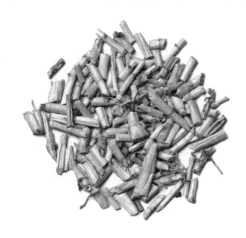

✦ 白茅根属于禾木科，为多年生草本植物白茅的根茎，味甘、性寒，入肺、胃、小肠经，具有凉血、止血、清热、利尿的功效。

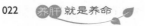

因。体内火气太大，肝火过盛，就会逼迫血液从血管中溢出来。遇到这种情况，一般需要服用一些清热止血的药物，比如白茅根、槐花、地榆、生地等。

关节酸痛、经常抽筋，除了补钙，还要补肝血

人到中年什么毛病都会找上门来，腰酸背痛习以为常，年纪不大却连弯腰系鞋带都很困难。颈椎病、肩周炎也折磨得人抬不起胳膊，低不下头。吃过晚饭没事儿做，跟人家学跳广场舞也能让腿抽筋。难不成最近又缺钙了？

人们常常说，年过40，"肝气衰，筋不能动"。就是说，人到了这个年龄，精力往往大不如前，人体内的精血因为活动消耗而减少了，运动功能也逐渐下降，这都是筋腱失去充足精血的滋养而造成的。

人到40岁以后，与人体筋腱所关联的疾病就逐渐多了起来，经常会关节疼痛、手脚麻木、腰背僵滞，很容易抽筋，行动也不如以前灵活了，有时还会患上颈椎病、肩周炎等。如果你的身体出现了这些情况，就要考虑是不是肝脏出了问题。很多中年人精力大不如前，腰酸背痛、手脚僵硬是

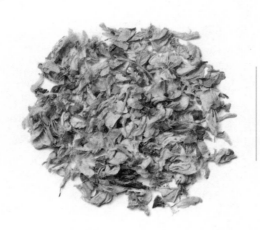

◆ 槐花即洋槐树所开的花，其味苦、性微寒，归肝、大肠经，具有凉血止血、清肝泻火的功效，主治肠风便血、肝火头痛、目赤肿痛等病症。

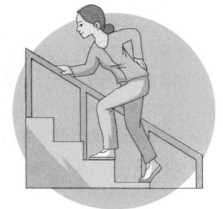

✦ 爬两步楼梯就觉得腰酸腿痛，没有力气，别总认为是缺钙了，也有可能是肝脏出了问题。

经常的事，颈椎病、腰椎病也悄悄上了身，其实不是因为年纪变大，而是肝脏有毛病了。养肝护肝，补充肝血，身体就会强壮有力，行动也就能灵活自如了。

中医认为，"肝藏血，主筋"，意思是说人体关节能不能灵活运动，有赖于身体肌腱和筋膜的弛张收缩。筋脉松弛、伸缩有度，全身肌肉关节才能活动自如。但前提是筋必须得到充分的营养才行，而筋脉的养分又来自肝脏。所以我们可以说，如果一个人肝脏功能良好，肝血充盈，身体肌腱和韧带等组织才能得到充足的濡养，这时候筋腱才会强壮有力，行动才会灵活自如。反之如果肝血虚弱，筋膜得不到足够的肝血滋养，就会出现一些运动功能障碍。

一个人的肝脏功能正常与否，年龄固然是一个影响因素，运动与锻炼也很重要。一般情况下，肝血充足，人体的筋腱就会得到充分的滋养。反过来，如果我们好好保养筋骨，适当运动，使身体肌腱经常保持良好状态，是不是可以对肝脏起到一种刺激和促进作用呢？是不是可以延缓筋腱及肝脏功能的衰退呢？回答是肯定的。当然，我们说经常锻炼对于肝脏具有一定的保健作用，但如果运动过度，也可能损伤筋骨，这就得不偿失了。

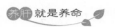

脸色发黄、口干口苦，肝在向你诉苦

俗话说，"天黄有雨，人黄有病"，意思是天空发黄说明要下雨，人肤色发黄说明健康出现问题。生活中，我们经常见到脸部发黄的人，一般来讲，人的脸色与身体健康有着密切的联系。身体健康的人，脸色红润而且有光泽，那脸部发黄是哪里出问题了呢？

在中医看来，脸色发黄往往跟气血不足、脾胃虚弱有关。但不论是气血还是脾胃，都与肝脏有关。因为肝藏血，肝血不足，脸部得不到足够的滋养，就会暗淡无光。而生成血液的工作需要脾胃来完成，如果脾胃强健，就能将摄入的食物转化为气血，否则气血生成不足，人体气血两亏，会引起其他脏腑功能失常。

现代很多人长期处于精神压力之下，生活不规律，饮食无节制，加班熬夜，睡眠休息不足，肝脏容易受到严重损伤。不但脸色变黄，有的时候早上起床还会感觉口干口苦，蜂蜜水都喝不出甜味儿来，就好像胆汁流出来一样。

中医认为口苦，主要是因为肝气不通畅引起的。肝气不畅，瘀滞的肝气会转化为肝火。我们知道，肝火旺盛可能会影响到脾胃的正常功能，使气血化生不足，人就会食欲不振。不想吃东西，又会营养不良，久而久之势必造成气血亏虚。

肝胆同根，肝火很容易传给胆。肝脏制造胆汁之后会储藏在胆囊中，人体吃进去东西以后，胆囊中的胆汁会流到肠道中，促进消化与吸收。当肝火太旺时，一部分胆汁会被逼流进胃里，而胃与口相通，人就会觉得口苦。肝火还可能直接升腾到口腔中，造成口干舌燥。

总之，脸色发黄、口干口苦，这是肝在诉苦。如果不及时调理，更严重的健康问题就会出现。

认识人体的中枢命脉——肝

"肝者，将军之官"，是人体的中枢命脉，是人体的先天之本，人体的排毒工厂，是管理人体气、血、水流通的"中央银行"。一旦肝脏功能不佳，亚健康就会迫不及待找上门来。

肝为人体先天之本，养命先养肝

"肾为先天之本，脾为后天之本"曾经在中医学界形成了普遍共识。然而，大约两百年后，又有人提出了截然不同的说法，"人之元气根基于肾，而萌芽于肝"，"肝为人身元气萌发之脏"。用现在的话说，就是人体的元气虽然根基于肾，但却萌芽于肝。

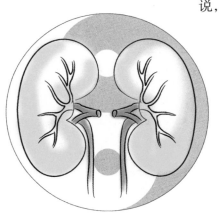

✦ 肾属于泌尿系统的一部分，负责过滤血液中的杂质、维持体液和电解质的平衡，最后产生尿液排出体外，同时也具备内分泌的功能以调节血压。

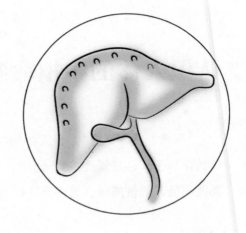

✦ 肝，是高等动物身体内以代谢功能为主的一个器官，是体内最大的脏器。有储存、合成、分泌、解毒和防御等功能。

其实，这两种观念都有一定的道理。

"肾为先天之本"论是从自然生命源头的角度来讲的。肾脏孕育生命的火种，如果没有肾脏纳藏的生命火种，就不会有生命迹象的存在。

"肝为先天之本"论立足点则是自然生命运作过程。我们知道，胚胎是每个生命乐章最开始的地方，而胚胎生命必须仰仗母亲肝血的供应才能生存下来。如果母亲肝血供应不足，也就不会有健康生命的存在。可以说，肝脏早在生命孕育的过程中，就已经在发挥作用了。因此，肝是生命能量的源头，生命能量依靠肝血得以储存。

《黄帝内经》有"血气者，人之神"。有了肝脏供给的血液，人体才能吸收大自然的能量，生命运作过程才得以继续。肝脏每分钟处理的血液量达 1500 毫升，由此，我们认为肝脏是人体的血库，即所谓"肝主藏血"。肝脏的藏血功能，

肝是生命能量的源头

早在生命降临人世之前，肝脏已经在发挥作用。每个胚胎必须仰仗母体肝血的供应才能生存下来。如果母体肝血供应不足，将不会有健康生命的存在。肝是生命能量的源头，生命能量依靠肝血得以储存。

说的就是肝脏储藏血液、调节血量的功能。其具体运作原理为：当人体活动时，血液由肝脏流到周身各处；当人体休息时，血液又回到肝脏储存起来。如果肝脏藏血功能正常的话，还可以有效凝血。因为人体所有凝血因子几乎都是由肝脏制造的。当人体突发"流血"状况时，肝脏既能发挥凝血功能，又能保证人体足够的应急血量。一般情况下，肝功能与人体凝血功能紧密相连。肝硬化患者出血过多甚至死亡是临床常见的病例，这是由于肝功能衰竭加重了人体的凝血障碍。

肝脏的藏血功能除维持自身正常活动以外，还将纳藏的生命能量输送给五脏六腑，供应身体机能的正常运作。凡是肝血供应不足的地方，就会有不健康的症状表现。

由此可见，肝脏是自然生命在孕育之后得以正常运作的活力源头。从生命运作过程来看，肝应为先天之本。

人体的排毒"工厂"——肝脏

额头无缘无故冒出小痘痘，不能化妆，浪费了这天生丽质。下巴也悄无声息地多了不少痤疮，又疼又痒，又红又肿，遮也遮不住，挤掉一定会很疼，还会留下痘印，怎么办？怎么办？心情也跟着变得很糟……

现在，上班族们生活节奏加快，总是遇到这样的尴尬。每到一个新岗位，每次接手新任务，总会承受来自各方这样那样的压力，自己也想"小试牛刀"，展示自己的能力。于是，加个班、熬个夜在所难免，可是之后呢？睡眠不足，皮肤没了光泽，花钱买化妆品也抹不掉、盖不住脸颊难看的色斑。吃东西消化不了，有难闻的口气，好不容易才甩掉的游泳圈又开始耀武扬威。明明忙乎了一整天，精疲力尽，但是到了半夜一两点还是睡不着。想

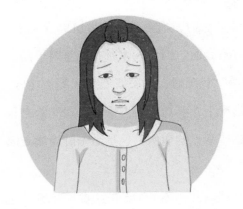

✦ 痘痘长在脸上不同的部位，说明不同的器官毒素堆积。而额头上长满了痘痘说明你的肝部毒素过多，肝已经在超负荷工作了。

不通为什么头很痛，即便喝了咖啡、浓茶，还是没有办法集中精神工作。工作赶不上进度，领导动不动叫去谈话，同事也开始埋怨，心情更加郁闷。其实，这一切的一切都是藏在肝脏里的毒素在作怪。

可是，我们身体哪里来的那么多毒素呢？

医生说，人身体中的细胞、组织、器官等都会产生有害的物质，这些就是毒素。西医更明确地表示，人体内的毒素主要来自脂肪、糖、蛋白质等的代谢。

具体来说，这些物质在新陈代谢过程中会产生废物。吃进去的食物经过肠胃消化，会留下残渣，如果没能及时排泄出去，就会留在肠胃中成为腐败物。还有我们平时吃的水果、蔬菜，洗不干净，残留农药也会被一同带进肚子里。女性用的化妆品中可能含有重金属，时间长了，难免会沉积在体内。人吸进被污染的空气、喝了被污染的水都会在体内留下毒素。可见，我们无时无刻不在毒素的包围之下。

一旦人体积存太多的毒素，健康就会出现危机。所以，排毒是我们健康生活的重要内容。怎样才能把它们排出去呢？

其实，人体有自己的解毒器官——肝脏。我们知道，肝脏具有排毒功能，是人体新陈代谢的"工厂"。吃进去的有毒物质，有损肝脏的药物，体内产生的毒物、废物等都必须依靠肝脏来解毒。肝脏会分解胃或身体其他器官制造的废物，然后以无害物质的形式分泌到胆汁或血液中，最后将毒素排出体外。

举个简单的例子，人喝酒以后，胃、小肠先吸收酒精，然后进入血液，血液通过肝脏后进入全身循环。因此，流过肝脏的血液酒精浓度往往很高。肝细胞可以将酒精分解为其他化学物质，紧接着这些物质会被进一步分解为水和二氧化碳，然后排入尿液，或者从肺排出，这就是人体精密的解毒机制。因为肝细胞能够代谢的酒精是有限的，所以如果喝太多酒，肝脏是没有办法全部处理掉的，这样就容易得酒精肝。

排毒是肝脏的主要工作

人体积存太多的毒素，健康就会出现危机。所以，排毒很重要，而肝脏的主要工作就是排毒，它负责分解胃或身体其他器官制造的废物，然后以无害物质的形式分泌到胆汁或血液中，最后将毒素排出体外。

医生常常告诫我们，最好能在每天晚上 11 点之前睡觉。因为这个时间是肝经运行的最佳时间，也就是肝脏排毒的时间。而肝脏的排毒一般都是在熟睡中进行的，如果这个时间不睡觉，日积月累，肝功能会出现紊乱，解毒效率也会降低，到最后可能负荷过重引起各种病症。因此，早睡对人体健康非常有益。

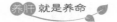

管理人体气、血、水流通的"中央银行"——肝脏

痰多咳嗽，好像肚子里面全是痰一样，怎么吐都吐不完。以为是肺有毛病，清了好久，不但没见效果，反而长成了硬邦邦的大疙瘩！

《黄帝内经》中有句话，"肝者，将军之官"。意思是说，肝脏在五脏中就像国家的将军一样，随时调度蓄势待发的千军万马，负责指挥、调节人体活动，肝脏的一举一动事关人体健康和生命质量。

肝脏负责储藏血液，调节血液在全身的输送运行，主导气机的升降出入，管辖水液的输布与排泄，因此，肝脏是人体气、血、水流通的"中央银行"。

首先，肝可以说是我们身体里的大血库。当我们活动的时候，肝就将自身所藏的血液输送到全身各处，维持其他脏腑和身体器官的各项生理活动。当我们睡觉休息的时候，血又会回归到肝脏中贮存起来。

我们知道水库是有闸门的，它不会漫无目的地蓄水，也不会肆无忌惮地放水。如果水库只管蓄水，那么日积月累，堤坝崩溃，水库将不复存在。相反，如果只懂得放水，存不下一点儿水，水库也就没有存在的价值了。同样肝脏这个人体血库也有闸门，它并不是单纯地储藏血液，还可以调节血量，防止意外"流

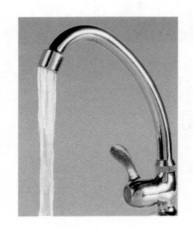

✦ 肝脏就像水龙头一样，能够调节人体血液流通的量，既不能开到最大导致意外流血，也不能开得太小导致身体供血不足。

血"的发生，保证身体有足够的血液可以应急。

中医中的"肝"并不像西医，单纯地表示肝脏，还包括与肝脏息息相关的一系列器官如：眼睛、筋骨、消化系统、生殖系统等。它们都需要肝血的滋养，倘若血库中藏血不足的话，它们的功能发挥就会受到影响。那就是为什么很多人年纪轻轻的却看不清楚东西，看书的时候光线稍稍变弱一点点，眼睛里的字儿都在打架。还有一些人总是在纳闷，堂堂男子汉竟然拎不动一袋大米，还总叫嚷着手脚麻；明明睡了 10 个小时，可还是浑身没劲儿，不想干活儿，这也是肝血不足的原因。

因此，血库藏血充盈，各个器官能够得到充足的养分，抵御邪气的能力会加强，抵抗力、免疫力也会提高。这也能够解释为什么很多肝功能不好的人总是容易感冒。

由此，我们推断肝血不能虚，否则，不但肝的各项生理功能会受到影响，其他脏腑也会受到牵连，身体健康就没办法保证。

其次，肝脏可以调畅全身气机，推动血液运行。

人体中的气通过升降运动维持脏腑活动。气的升降活动需要多种器官的参与，其中包括肝脏，这就是肝对气的疏泄功能。我们知道血液需要跟随气机才能运行，如果气不通，血液也没办法流通。肝气疏泄正常，气血就不会瘀滞。气机升降出入正常，气血流通畅通，就不会觉得有压力，也不会无缘由地烦躁。另外，水液也需要跟随气机流通，气机畅通无阻，水湿就能正常排出体外，脸上也不会长暗疮。所以，维持肝脏正常疏泄功能是非常有必要的。

值得注意的是，保持肝正常疏泄并不仅仅是说肝脏可以让气血正常运行，还指肝不能疏泄太过。倘若肝疏泄太过的话，过于旺盛的肝气就会转化成肝火，肝火大的人，火气就大，即使遇到很小的事情也会生气发怒，没有熬夜眼睛也会充血，眼珠布满血丝，这都不利于肝脏的健康。

再次，肝脏可推动周身水液代谢。

正因为气具有推动作用，所以可以推动血液、水液的代谢。肝的疏泄功能，不仅会影响一身之气的布散，还会影响水液的代谢。如果肝脏疏泄失常，气机运行紊乱，会使水液的输布排泄出现障碍，导致水湿不能正常排泄，而蓄积停留在人体某些部位。水湿蓄积太多就成了"饮"。我们知道，中医中把人体正常的水液分为三种：精、津液、水，其中精最为稠密也最为精微。"饮"就是比较稀比较清的津液。

"饮"累积过多，在热邪的作用下就会进一步变得黏稠形成痰。痰和饮除了吐出来的，大多数在体内是看不见的。中医所说的痰和饮是不同的，

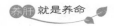

咳嗽痰多，别忘了检查肝

咳嗽痰多别只顾着清肺，肝不好也会形成痰。因为肝脏可以推动水液的代谢。如果肝脏疏泄失常，气机运行紊乱，水液不能及时排泄出去，就会蓄积停留在体内，形成痰。

比如有的人吐痰会非常吃力，必须用力地咳才能把痰吐出去，这是"痰"。而有的人很轻松一呼气痰就咳出来，而且痰的水分还很大，这就是"饮"。痰进一步发展，就会长得像身体里面的硬疙瘩一样。这是痰在热邪的作用下，进一步恶化转变成的痰核，西医管它叫脂肪瘤。脂肪瘤进一步恶化，就成了癌，可能会危及生命。

总之，肝好气血才充盈，心情才舒畅，水液代谢才正常，身体才健康。因此我们应该呵护好肝脏。

肝不好，亚健康找上门

当今社会，工作压力大、生活节奏快，很多人都处于亚健康状态。那么，什么是亚健康呢？

简单点说，亚健康就是虽然还没有到生病的程度，但人却感到不舒服。最典型的表现就是明明没干多少活儿，却动不动就觉得累。中国有些学者把亚健康的表现归纳为"一多"和"三少"，其中"一多"就是疲劳多，"三少"就是活力减少、反应能力减退和适应能力减弱。简单解释一下就是，年纪轻轻却什么都不想干，整天死气沉沉的没什么活力；遇到一件事情，不能马上想出解决办法；到一个新的环境或者新的工作岗位，又或者刚接手新的任务总是不能快速进入状态。

同时，亚健康还表现为：谁也没招你，谁也没惹你，可就是闷闷不乐，怎么也高兴不起来。没有熬夜，也没什么担心的事情，却总是不能集中精神工作。工作了一天，晚上躺到床上翻来覆去地睡不着，早上起来黑眼圈也出来了，脑袋还觉得沉沉的。可有的时候又会哈欠连连，见到床就能倒头睡，睡着却总也醒不了，还一直做梦。有时候会健忘，自己说过的话，做过的事，自己都没有印象。甚至还会食欲不振，不管什么好吃的都不想吃。有的人会出现一种情况就是，没干什么重活，天气也不热，却总是汗流浃背的……总之，亚健康的表现还有很多，而这些表现中最突出的要数疲劳、精神失常和睡眠不好，而这些症状都与肝脏有着密切的关联。

首先，中医认为肝与疲劳关系密切。疲劳很容易理解，就是浑身没劲儿，不想干活儿，不想打球，不想走路……

《黄帝内经》中有句话，"肝者，罢极之本，魂之居也，其华在爪，其充在筋"，意思是说，肝脏是人疲劳的根本原因。因为肝血充足才会手脚灵活，

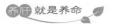

伸缩自如。如果肝血不足，人四肢僵硬，想动又动不了才会感到疲劳。这说明肝脏可以通过藏血和调节气血运行来影响疲劳感的产生，调节疲劳程度的轻重。

通过上一节，我们知道，肝脏对于人体气、血、水的生成、输布和代谢有着重要影响。如果肝脏的疏泄功能失常，就不能保证气、血、水的正常运行，结果肯定是脏腑和筋脉得不到足够的养分，从而产生疲劳感。

另外，五脏相连，肝功能失常，可能影响其他脏腑的正常工作，从而造成其他器官的不适，这些都有可能引起疲劳。

其次，肝具有疏泄功能，所以心情不好要靠肝脏来调节。中医认为心情的变化与气、血有很大关系。如果气血运行通畅，人就不会觉得郁闷，而气血瘀滞肯定会影响心情。《黄帝内经》中说，"血有余则怒，不足则恐"，意思是，精血过多，人就容易动怒发火；精血不足，人又容易害怕。这就说明心情的变化与肝血的盈亏有很大关系。我们知道，血随气行，精血需要跟随气运行，气机通畅，精血输布就不会受阻。因此，我们正常的情志活动，也要依赖气机的调畅。气、血的流通都需要肝脏的调节，所以，亚健康心理、精神上的一些表现统统都是肝功能失常的表现。

再次，失眠的发生也和肝脏疏泄功能失调息息相关。

引起失眠的原因有很多，或者精神受到

✦ 心俞穴对治疗失眠、健忘有很好的作用。该穴位位于第五胸椎的左右两旁，约 1.5 寸的地方，患者趴在床上，另一个人以双手拇指指腹同时向下用力按压该穴位就能很大程度上缓解失眠。

刺激，神经始终是紧绷绷的；或者生了场病一直没有好，身体也被拖得虚了；或者吃东西没有节制，遇到自己喜欢吃的就胡吃海塞，吃进去又消化不了，只能在肚子里翻腾；再或者经常黑白颠倒，生物钟紊乱，在应该睡觉的时间睡不着，而该工作的时候又没精打采的等等。

很多中医学家都认为失眠的原因可能是血虚血瘀，而血虚血瘀又和肝功能密切相关，因为肝脏掌管血液的流通。同时，焦虑、烦躁、心神不宁等不良情绪也要依赖肝脏的调节，所以，养护肝脏是中医治疗失眠的一种重要方法。

最后，肝功能受损波及其他脏腑。

我们知道，心脏负责血液的调度，而肝脏这个大血库却是它工作的前提。因为肝藏血充足，心才有血可调。同时，肝能促进血液的正常运行，也可以减轻心脏的负担。所以，肝功能受损或者患肝脏疾病会加重心脏的负担。

脾负责全身能量的补充，有了脾提供的能量，人才能活动。而气机通畅脾胃才能正常运化，气机通畅又需要肝脏的参与。所以，肝正常疏泄，人体活动的能量才能得到保障。反过来，肝功能受损，脾胃功能也会受到限制，人体活动所需能量得不到补充，当然会觉得疲惫。

身体能量的产生和肺也有很大关系。肺吸收空气帮助心脏管理血液的运行，气血循环正常，人才会精力充沛。如果气机不畅，肺的正常呼吸就不能正常进行。

中医理论认为，肝肾同源，肝藏血，肾藏精，精血相生。肝血依靠肾精的滋养，肾精又因为肝血不断得到补充。如果肝不好，肾精得不到补充，从而影响肾功能。

总之，亚健康状态的异常表现实质上是肝脏功能异常的具体表现。所以，当心肝不好，亚健康就会找上门。

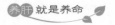

五脏是兄弟，肝好才能五脏安

延年益寿，几乎每个人都有这个想法。当今社会，人们在面临强大的生活、工作压力的同时，也十分注重保养自己的身体。一些人把注意力放在补肾上，如果真是这样，就应了一句俗语："捡了芝麻，丢了西瓜"。当然，"肾虚"或许是普遍病症，但盲目滥补，却会损害身体健康。因为不管食疗还是药疗首先都会伤害肝脏。补肾食材往往是一些富含蛋白质的食物，而当

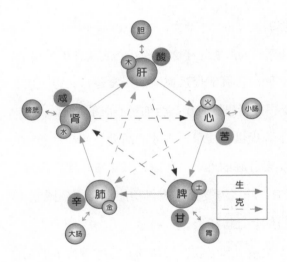

✦ 五脏是人体内心、肝、脾、肺、肾五个脏器的合称，五脏相互连通，相互配合，共同维持人体正常的生命活动。

这些食物进入人体后，首先要经过肝脏的分解，才能被人体所吸收。补得越猛，肝脏的负荷就越重。有人想借助药物达到强肾壮阳的目的，但"是药三分毒"——就是说，药都有一定的毒性。而肝脏是人体的排毒"工厂"，这些毒素也会进入肝脏。因此，肝脏功能正常，补肾才有效。

肝与心：心主血、肝藏血，肝血充足才能心安

心为五脏之首，《黄帝内经》中称为"君之主官"。心肝之间相互配合、

相互依存。

心主血脉，肝藏血。肝脏所藏的血液，经由心脏输送到全身各处，维持五脏的正常活动。心脏行血功能正常的情况下，血流顺畅，肝脏才有所藏。肝脏藏血充盈，能够自如地调节血量，心脏才有所主。若肝血不足，则心失所养，导致心血虚；若心血不足，则肝无所藏，造成肝血虚。心血虚与肝血虚通常同时出现，表现为失眠多梦、头晕目眩等。

心藏神，统管精神、思维活动。肝主疏泄，调节情志、心理活动。二者相互依存，共同维持正常的精神、情志活动。如果心肝功能失调，情志就会出现异常，心悸、失眠、心烦、易怒等是常见症状。

肝与脾：肝脾相连，肝脾失和精神差

脾为人体气血生化之源，《黄帝内经》称为"仓廪之官"，负责补充身体能量，与肝相互为用。肝脾之间的关系主要是疏泄与运化，统血与藏血。脾的运化离不开肝的疏泄，肝的藏血又需脾化生的气血来供养。只有脾气健旺，生血有源，肝才有所藏，肝血才会充足。肝血充足便能正常疏泄，促进脾气运化，发挥脾统血的作用。

肝与脾相互配合，共同维持血液统藏。如果肝脾失和，则气血流通不畅，出现瘀血、呕血、鼻衄等症状。

肝与肺：肝藏血、肺藏气，肝肺协调才能气血旺

肺主肃降，《黄帝内经》中称为"相傅之官"，与肝的关系主要表现在气血的升降运行方面。

肝居膈下，肺处膈上。肝的经脉由下而上，贯膈入肺。肺在五脏中位置最高，其气以下行清肃为顺。肝气主升发，肺气主肃降。肝升肺才能降，肺降肝才能升，肝肺安和，升降得宜，人体气机的正常运动才能得到保证。肝藏血，调节人体血量；肺主气，掌管一身之气。肺主气功能的正常发挥需要

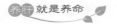

血的滋养，肝向全身各处输送血液需要气的推动。因此，肺与肝相互协调共同维持人体气血的正常运行。

如果肝肺功能失调，就会使人体气血运行不畅，表现为：咳血、咳嗽时胸胁隐痛等。

肝与肾：肝肾同源，养肝即养肾

肝肾之间关系极为密切。肝藏血，肾藏精，肝肾之间血精互生互化。肝血的生成，有赖肾精的资助；肾精的充盈，仰仗肝血的滋养。因此，中医有"肝肾同源""精血同源"的说法。

肾精足则肝血旺，肝血旺则肾精充。换言之，如果肾精亏虚可能导致肝血不足，表现为眩晕耳鸣、两眼干涩、四肢麻木等。如果肝血不足也可能造成肾精亏虚，表现为骨质疏松、健忘、耳聋等。

轻松看懂各类医嘱和药品说明书：与肝相关的中医名词

肝血——一处血液供全身

肝是人体的血库，负责储藏血液、调节血量，维持人体的正常活动，因此，中医中有"肝主藏血"的说法。如果肝脏出现问题，它的藏血功能可能就会出现障碍，造成肝血不足。你是不是经常会感到眼睛干涩、容易流泪？指甲干脆、很容易就断了？四肢僵硬、总感觉很累，关节还会时不时地感到酸痛？……这些都是肝血不足的症状。一般来讲，患有地中海型贫血的人，容易肝血不足，这类疾病在我国北方很少见，而在我国的广东、广西、四川较为多见，长江以南各省市也有散发病例。这部分地区的人们，应该特别注意自己的肝脏保护。此外，体形消瘦、吃了东西却不能很好地消化吸收的人，也往往容易有肝血不足的情况出现。

肝阴——津液滋润不会燥

肝阴，就是肝的阴气，中医中是一个与肝阳相对的概念，表现肝柔润的一面。眼睛、指甲、筋脉、消化系统等与肝相关的器官的滋养液都来自肝阴，因此，肝阴不足常常会反映在这些器官上。如果你最近感觉皮肤干燥脱屑、瘙痒发红，或者眼睛总是干涩刺痛、总觉得眼睛里有东西，再或者发现指甲变得软薄而且很容易分离、甲壁粗糙……这个时候，你要当心，可能这些都是身体发出的干燥信号，因为体内的滋养液已经分泌得不够了。虽然肝阴体质会遗传，但是吃对东西，作息规律却能帮助我们改善阴虚体质。我们建议阴虚体质的朋友们一定要少吃炸鸡、羊肉串、十全大补炖汤之类的燥热食物，贪一时的口福让身体遭罪，当真是最不值得的事情了。另外经常加班熬夜、抽烟喝酒的朋友们也要当心保养身体。

肝风——风吹神经肌肉动

中医所说的"肝"，除了西医所谓肝脏的功能以外，还和神经及肌肉系统都有关系。肝风就像一阵风吹过来，树叶随风摇曳一样，神经肌肉会有一些抽动性的表现，因为肝脏的一部分功能会表现在神经和血压上。最常提到的病症就是"肝风内动"，头痛

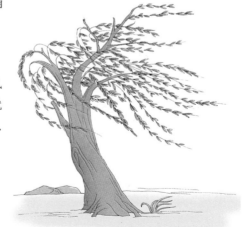

✦ 肝风其实就像自然界的风一样，肝风太大，肝脏连接的神经肌肉、血压等就会受到影响，人体就会出现头痛眩晕、眼皮不停抽动、脸部抽搐等症状。

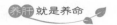

眩晕、眼皮不停抽动、脸部肌肉异常抽搐、脖子紧绷难以转动、四肢难以伸直或弯曲等都是"肝风内动"症状。它是因为肝肾阴液精血亏虚，血不养筋，肝阴不能制约肝阳，而肝阳亢奋无制所导致的，肝阴血不足，是肝阴虚弱的进一步表现。这类人群，首先要清气，解毒，凉血，救阴，一般平肝祛风，要配合医生，内服中药、外用针灸进行治疗。

肝气——一身之气不能堵

人体周身流通不息的元气就是肝气，它是肝脏正常活动的保障。如果人的情绪受到刺激，肝气循环不顺畅，就容易出现一连串的不适，如：感觉胸口闷，睡眠质量差，没有胃口等。这就是肝气郁结，通俗地讲就是生气了、心情郁闷了。一般肝气郁结在哪里，哪里就会感觉闷，或者痛、胀。生气了、上火了，人们往往喜欢喝杯冷饮、吃个雪糕来"下下火"，其实，这等于将肝气中的火生生地压在了身体中，不能散发出来，这样更容易导致肝气郁结。同样肝气郁结的人群也不适合吃辣椒、大蒜等过于辛辣、燥热的食物。爱生气、肝气郁结于身的人，一定要懂得调适自己的情绪、遇事不要钻牛角尖，以豁达平和的心态待人接物，同时多到户外走走，看看身边的花花草草、听听孩子们纯真的笑声，压力就会得到释放。所以，平常的生活中，一定不要经常动气或生闷气，这是保肝养生的关键。

肝火——火气上冲易发怒

肝气长期郁滞，很可能转化成肝火。肝火大就是我们通常所说火气大，表现为情绪激动，暴躁易怒。如果火气上冲，还会出现眼睛红肿充血、头痛头晕等现象，肝火过旺还会出现一些出血现象，比如：吐痰夹杂血丝、流鼻血、吐血等。经常熬夜、爱发脾气等都会有肝火上升的症状。一般而言，只要出现1个上述症状，就应该开始保养了。我们最好能够做到生活作息规律，晚上11点之前入睡，这样肝脏就能进行正常休息，排毒功能也会得到很好的发挥。保持心情放松能有效预防肝火过旺。常喝平肝息火的茶饮，如菊花茶，也是非常有必要的。

肝经——经脉连通众器官

肝经就是足厥阴肝经，它与肝脏直接相关，是人体十二经脉之一。我们会经常听到的症状可能是"肝经风热""肝经受寒"等。因为肝经连接着眼睛，所以"肝经风热"也会表现在眼睛上，如眼睛发红刺痒、流泪过多甚至流脓，有黄白色眼屎。另外，肝经也经过乳房，环绕生殖器官，所以这两个器官的疾病都与肝经密不可分。女性月经延后、量少、经血呈暗黑色并夹带血块等都是"肝经受寒"的症状。乳房发育不良、月经失调以及子宫、卵巢、前列腺等生殖系统肿瘤，也需要从肝开始治疗。另外，眩晕、胁痛、黄疸等肝炎所表现的症状也与肝经有着直接的关系。

肝脉——起于足趾贯全身

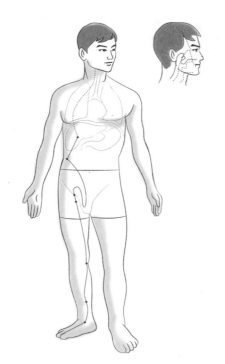

肝脉就是肝的脉象，是指肝脏的经络循环体系，也就是肝经。肝经的循环路径是：从足背大拇指后开始，沿第一、二脚趾间到内踝，经小腿内侧、膝内侧上行到大腿内侧，环绕外生殖器周

✦ 肝经即足厥阴肝经，是人体十二经脉之一。该经一侧有14个穴位（左右两侧共28穴位），肝经出了问题，人体会出现头晕目眩、腰痛胸满等症状。

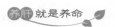

围，进入小腹，经过胃两侧，连通肝胆，向上经过肺，沿着咽喉后侧进入鼻咽部，然后连接眼睛。之后继续上行经前额到达头顶。连接眼睛的分支又下行，环绕口唇。如果肝脏有问题，也会反映在肝脉循环体系中其他器官和组织上。如：眩晕目涩、面肌痉挛、黄疸等。

糖是保护肝脏的重要物质，糖得不到补充，肝脏势必会受到影响。一般来说，糖类主要来源于米、面、糖、水果等。除糖尿病患者以外，摄入一定量的糖还可以合成肝糖原，储藏在肝脏中，负责防止体内毒素对肝细胞的伤害。

当肝脏受损时，它储存维生素的能力也会随之下降。适当补充A族维生素，能够有效抑制肝细胞的恶化或者癌细胞的增生。如果说A族维生素能够保护肝脏恢复功能的话，B族维生素则能加速肝脏代谢，起到修复肝功能，预防脂肪肝的作用。我们说，养护肝脏需要营养素，但营养素不宜过多食用，尤其是肝功能受损的人群。

别让不在意的事伤了你的肝

> 肝脏是我们的"心肝宝贝"，可在生活中，几乎没有人会在意它，没有人会知道喝酒、抽烟、减肥、熬夜、大吃大喝对肝脏的损伤有多严重，等到检查出什么，肝脏已经出了严重问题。

◉ 酒是"双刃剑"，小酌强身、喝多了很伤肝

忙乎了几个月，客户还是不满意，订单下不了，合同也签不下。老板着急，自己更急……连着几个晚上都得去应酬，陪客户喝酒，自己喝得不省人事，客户却高兴得不得了，事情自然也就水到渠成了。可是，无酒真就不能成事么？

如今，喝酒俨然已经成为人们拉近关系的桥梁，正所谓无酒不成席，无酒不成事。陪客户吃饭要喝酒，参加生日派对要喝酒，过年过节也要喝酒，举办婚礼还要喝酒……很多人在酒桌上觥筹交错，喝得飘飘欲仙。

或许，喝酒可以帮助人们谈成生意，所以为了工作，为了生意不得不疲于应酬，这本身是无可厚非的。实际上，这是在拿自己的身体当赌注，虽然喝来了业务、喝来了成绩，健康却在慢慢溜走，危险也在悄悄降临。

我们知道，适量喝酒对人体健康有好处，但是饮酒无度的话就是在透

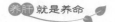

支健康了。中国自古以来就有一句俗话叫"酒多伤身"，其实，五脏六腑都逃不过喝酒过多所带来的伤害，只是肝脏所受的伤害尤其大。喝酒伤身已经成为众所周知的事实，为什么呢？因为酒里面含有酒精，酒精是一种很奇怪的东西，它本身就有毒性，而且不光能溶于水，还能溶于油，所以一旦进入人体，就如鱼得水，只需要5分钟便会进入血液，接着就会无处不在。

酒精首先随着血液到达肝脏，肝脏自然也就成了五脏六腑中第一个"倒霉蛋"。我们知道，肝脏就像人体处理有害物质的"化工厂"，它要进行解毒、排毒，把血液中的毒素分解掉，然后产生新鲜干净的血液，提供给身体其他器官使用。人喝酒之后，95%以上的酒精会通过肝脏代谢掉。如果人们喝太多酒的话，肝脏的负担毫无疑问会被加重，同时酒精的毒性足以损伤肝细胞，从而降低肝脏的工作效率和解毒能力。酒精性脂肪肝是肝细胞受到损伤后第一个出现的症状，如果不能及时治疗，久而久之就会造成肝细胞纤维化，接着进一步演变为酒精性肝病，情况继续恶化下去还可能转化成肝硬化或者肝癌。一旦得了肝癌，情况将不可逆转，病人大多是九死一生，而且病情发作很快，死亡也很快。

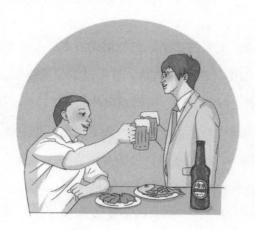

✦ 众所周知酒对肝脏的危害最大，所以有时候为了应酬不得不喝，但为了健康还是少喝点儿好。

喝酒太多除了伤身，还容易误事。很多人酒后失态，长久以来树立的良好形象毁于一旦。也有一些人喝醉之后，大脑就断片儿了，把本来该注意的事情，该做的事情忘得一干二净。而且喝醉之后的人常常控制不住自己，说大话，吹大牛，甚至还可能犯大错，后果可想而知。所以，一定要避免过量饮酒。

尽管如此，酒桌上的应酬毕竟在所难免，我们唯一能做的就是尽量把酒对身体的伤害减少到最小。

那么，我们应该注意些什么呢？

喝酒一定要适可而止。有人做过统计，如果正常人每天喝 80 克酒精，喝上十几年的话，大概一半的人会得肝硬化。对此，我们除了尽量少喝酒以外别无他法。世界卫生组织确定的安全饮用标准是：男性每天摄入酒精的量不宜超过 20 克，女性不宜超过 10 克，而肝病患者一定要忌酒。

空腹喝闷酒很容易醉倒，喝浓度高的酒还会损害口腔、食道、肠胃等。有人做过实验，结果表明，空腹喝酒只要 30 分钟，酒精的毒性就能达到高峰。因为空腹喝酒的时候，胃肠中往往没有任何食物，此时肝脏内分解酒精的酶的活性很低，酒精随血液流进肝脏时不能被完全分解，而是被迅速吸收，会对肝脏造成严重损伤。因此，喝酒前应该先吃点儿东西，喝酒的时候也可以有意识地多吃动物肝脏、牛羊肉、绿叶蔬菜或者豆制品等，提高体内维生素的含量，以保护肝脏。

喝酒时吸烟会更加伤害肝脏，这是因为香烟中有尼古丁，尼古丁可以减弱酒精对人体的作用，相当于酒精被尼古丁"麻醉"了，这样人就会在不知不觉中增加饮酒量，进而损害肝脏。而且在酒精的作用下，肝脏对尼古丁等的解毒能力会下降，这样更多的尼古丁等有毒物质就会留在人体中。同时，香烟中的尼古丁等有毒物质也极易溶于水，酒精能扩张血管，加快

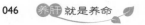

血液循环，所以，喝酒时抽烟也加快了人体对香烟中尼古丁等有害物质的吸收。因此，边喝酒边抽烟对人体危害非常大。

喝酒之后不要马上洗澡。酒后洗澡会加快体内葡萄糖的消耗，容易使血糖下降，体温下降，而酒精又会"麻痹"肝脏，造成肝脏对葡萄糖储存的恢复能力下降，人就会休克。还有报道称，酒后立即洗澡容易发生眼疾，甚至会使血压升高。

睡前不要大量喝酒。有学者称，睡前饮中等数量酒精，可能出现严重的呼吸间断，危害身体健康。如果在睡前饮酒，一般会经历睡眠呼吸暂停，这种暂停将持续 10 秒或

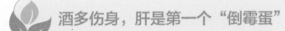

酒多伤身，肝是第一个"倒霉蛋"

人喝酒之后，酒精首先随着血液进入肝脏，它会分解代谢掉 95% 以上的酒精。所以，酒精首先损害的是肝脏。另外，酒精的毒性足以损伤肝细胞，酒精性脂肪肝就是肝细胞受到损伤后第一个出现的症状。

更长时间，常常是不喝酒的人的两倍。倘若呼吸暂停多次发生，可能会导致高血压，甚至心肌梗死。此外，专家还表示，长期睡前大量饮酒可能会导致成人突发性死亡。

病人喝酒可能会加重病情。肝胆疾病、心血管疾病、胃或十二指肠溃疡、癫痫、老年痴呆、肥胖病人等戒酒势在必行。肝病患者不能喝酒，即便是酒精含量很低的啤酒，也有可能使病情进一步恶化。因为酒精能阻止肝糖原的合成，使周围组织的脂肪进入肝内，并能加速肝脏合成脂肪的速度。这样，有肝病的人，在大量肝细胞受到破坏的情况下，就比较容易形成脂肪肝。同时乙醇在肝内，先要变成乙醛，再变成乙酸，才能继续参加三羧酸循环，进行彻底代谢，最后被氧化成二氧化碳和水，同时释放能量，以供人体活动消

耗。肝炎病人由于乙醛在肝脏内氧化成乙酸的功能降低，使乙醛在肝脏内积蓄起来。而醛是有毒的物质，对肝脏的实质细胞可产生直接的毒害作用。

酒就像一把"双刃剑"，小酌一杯，可以强身健体，怡情养性，喝多了对身体有很大伤害。所以我们如果能避免喝酒就不要喝，能少喝酒就不要多喝。

◉ "夜猫子"们注意了，经常熬夜要及时补充肝血

痴迷足球，凌晨两三点爬起来看球赛；酷爱打游戏，白天上班很难有时间，只好在晚上玩儿了；喜欢看大片、淘宝，长夜正好提供了难得的机会……慢慢地，黑眼圈出来了，脸色变黄了，精神头儿也不大好了，怎么办？

随着社会生活的不断进步，人们的生活越来越丰富，包括夜生活。现在"夜猫子"们很多，其中大部分是年轻人，有太多太多的理由支持他们去熬夜。不能按照正常的睡眠时间进行休息，肯定会严重影响到身体的健康，因此专家提示，经常熬夜会增加患肝病的风险。

我们知道，肝脏是人体最大的解毒器官，按照中医理论，每天晚上11点到凌晨3点是足厥阴肝经运行的时间，在这个时候肝经活动最为旺盛，肝血推陈出新，排毒解毒功能才能正常发挥。因此，这个时候安然入睡，可让肝脏正常运作、排毒，这将有助于身体的健康。长期熬夜会造成肝、脾、肾功能紊乱、效率降低，最后引起负荷过重的现象而产生各种病变。

中医认为，肝主藏血，经常熬夜的晚睡族们不能让肝脏很好地藏血，那么肝脏就会不堪重负，进而引发一系列疾病。比如：经常熬夜的人，眼睛也会过分疲劳而视物模糊。这是由于肝主目，目受血能视，眼睛因为肝

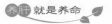

血的滋养才能看见东西，熬夜会让眼睛因为得不到足够的肝血而严重影响视力。

同时，肝是罢极之本，肝功能受损，人就会表现出一些亚健康症状，比如：容易疲劳。因为经常熬夜的人既不能保证足够的睡眠时间，身体抵抗力会下降，又会影响肝脏在夜间的自我修复。尤其是那些已经感染肝炎病毒的人，熬夜还会加重病情。

另外，肝硬化是由不同原因引起的肝脏实质性变性并逐渐发展的一个后果，因此，我们要重视对各种原发病的防治，积极预防和治疗慢性肝炎、血吸虫病、胃肠道感染，避免接触和应用对肝脏有毒的物质，减少致病因素。

熬夜的时候，肝脏正在悄悄地遭受着病魔的侵蚀

　　肝血推陈出新，排毒解毒功能才能正常发挥。经常熬夜会影响肝脏在夜间的自我修复，造成肝功能紊乱，降低工作效率，体内的毒素不能及时排出就会留在肝脏中侵蚀肝细胞。

肝脏与精神情志的关系非常密切。情绪不佳，精神抑郁，暴怒激动均可影响肝的机能，加速病变的发展。树立坚强意志，心情开朗，振作精神，消除思想负担，有益于病情改善。

在我们熬夜的时候，我们身体中用来排毒的器官——肝脏正在悄悄地遭受着病魔的侵蚀。因此我们应该尽量调整作息时间，最好每晚 11 点前安然入睡，让肝脏有足够的时间有效排毒。

如果因为工作负担重，需要加班加点来完成任务，那就用倒时差的方法，在白天找一个相应的时间休息，把丢了的睡眠给补回来。例如，如果熬夜到凌晨 1 点，那么到第二天 13 点，可以适当补个觉。像这样，把生物钟重新调过来，也就可以让肝发挥排毒、解毒功能的时间重新回到原位。从养生的角度来讲，就是天人相应、天地相应。也就是只有过有规律的生活，人体器官的运行时间也可以重新安排，才不会紊乱而引起诸多连锁反应。

另外，晚睡族们还要格外注意补充营养，晚餐应多吃富含维生素 B 群和蛋白质的食物，如全谷类、动物肝脏、瘦肉、豆类及新鲜蔬果。

抽烟伤肺更伤肝，抽烟后吃点动物血来排毒

老烟枪总是烟不离身，每天不抽个三两包就浑身不舒服，坐卧不安、六神无主的。嗓子疼，像要冒烟一样，干咳吐不出来痰，又着急上火。家人也跟着经常咳嗽，成了倒霉鬼……

烟草是影响人体健康的有毒物质，已经被世界卫生组织定义为除战争、饥荒、瘟疫、污染之外人类的"第五种威胁"。李时珍在《本草纲目》中谈到烟草时也说，"火气熏灼、耗血损年，人不自觉"。所以，吸烟容易让人上火，表现出一些干燥火热的症状，在不知不觉中影响人的健康，时间久了还可能会危及生命。

当人们吸烟时肉体就会变得麻木，这是烟草中有某种能够麻痹神经的物质，因此，人们会错以为吸烟可以缓解疲劳，可以提神。清代有本医书上还说吸烟可以"辟瘴""祛寒"，有的人甚至用烟草止疼。其实，尽管烟草有毒，如果使用得当，也可以作药用。只是现在吸烟的人当中几乎没有使用得当的，所以，我们可以说，吸烟对于身体健康有百害而无一利。

吸烟最伤害的器官就是肺，古人说"久服则肺焦"，意思是长时间吸烟的人，他的肺会被烟熏焦。因为烟被吸入人体以后，烟草中所含有的尼古丁

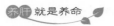

等有毒物质可能引发肺癌、肺气肿病。烟首先从鼻、喉进入人体，所以吸烟还会伤害人的呼吸道。有人做过统计，结果表明每天抽1包以上烟的人中，有一半左右的人身上会出现咳嗽、吐痰等症状。

其实，吸烟伤害的岂止是肺，也伤害到肝，吸烟可能会增加患肝癌的概率。为什么这么说呢？

首先，吸烟会加重肝脏的负担。我们在前面的章节中已经介绍过，肝脏是人体的"化工厂"，人体所吸收的各种物质的转化、合成都是由肝脏完成的。肝脏也是人体最大的解毒器官，对来自体内外的各种毒物以及体内的某些代谢产物具有转化的作用。通过新陈代谢将这些毒素彻底分解或以原形排出体外，这种作用也被称作"解毒功能"。肝脏的生物转化方式很多，其生物化学反应可分为四种形式：氧化作用、还原作用、水解作用和结合作用。结合作用是肝脏生物转化的最重要方式。这些生物转化都需要肝细胞内各种酶的参与。烟草、烟雾中含有的有害物质进入人体后需要在肝脏中解毒，这样就加重了肝脏的负担。而且会影响肝脏的脂质代谢作用，使血液中脂肪成分增加，使有益的胆固醇减少，不好的胆固醇增加。

过度吸烟是在透支肝细胞，会累坏肝脏

烟草、烟雾中含有的有害物质进入人体后需要在肝脏中解毒，吸得越多，肝脏就越忙。烟草中的自由基进入人体过多，会引起肝细胞损伤、坏死，甚至纤维化、癌变。

其次，烟草中的自由基进入人体过多，超过人体抗氧化自由基的清除能力时，可能导致肝内组织氧化—抗氧化系统失衡，引起氧化应激发生，使细胞膜发生脂质过氧化，引起组织损伤、坏死，细胞增殖，甚至纤维化、癌变。

再次，烟草燃烧后所产生的烟雾中也含有上千种有害物质，吸入人体以后也可能伤害肝脏。因此，我们说，过度吸烟就是在透支肝细胞，会累坏肝脏。就像硬要让一个只能扛得起一袋米的人去背煤气罐，硬逼他的话，他会受伤，肝脏也是一样。

对于患有肝病的人来说，烟草、烟雾中的有害物质还可能会阻碍肝功能的恢复。有科学家表示，肝病患者的病情会随着每日吸烟量的增加而加重。烟草中的尼古丁被吸入人体以后，可能会引起血管痉挛，血液的黏稠度也会增加，使肝脏的供血供氧不足。被吸入人体的一氧化碳会阻碍血红蛋白与氧的结合，也可能会使肝脏的供血供氧不足，从而不利于肝功能的恢复。尼古丁等有毒物质可以激活细胞因子及纤维形成的中间产物，诱发一连串潜在的组织纤维化方面的病原反应，包括全身炎症、血栓形成和过氧化等，加快肝纤维化进程。烟草、烟雾中的有害物质与肝癌的发生也有关系。

再者，烟草燃烧的时候容易熏灼脏腑，影响脏腑的气机，而肝主疏泄，能够调畅全身气机，保持人体气、血、水畅通无阻、通而不滞、散而不郁。因此，肝功能正常，疏泄有度，气机才会通畅；反过来，气机不调对肝的功能也会有影响。

最后，吸烟不仅损害自己的肝脏，也会伤害其他人的肝脏。这是因为吸烟时产生的二手烟，使许多人被动吸烟，特别是妇女和儿童。更重要的是，二手烟中所含的有毒物质并不比主流烟低，甚至有些有害物质远远高于主流烟，例如苯并芘和一氧化碳。

所以，原本肝功能受损的人会因为吸烟病情进一步加重，原来健康的人群也会因为接触烟而使肝脏受到损伤，造成肝病甚至肝癌的发生。

每年的 5 月 31 日是世界无烟日，紧接下来的 6 月 1 日就是儿童节，有

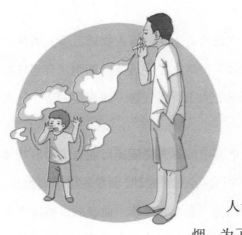

✦ 抽烟不仅损害自己的健康，更会
伤害到周围人的健康，所以为了家
人的健康，能少抽就少抽些吧！

人说为了我们的下一代，我们也要戒
烟。为了自己能够拥有一个健康的肝脏，为
了亲人的生命，为了家庭的幸福，请戒烟！

很多吸烟的人对于烟的需求是心理上的需要，因此，对于他们来说，戒
烟太难了。长期接触一手烟、二手烟，或者生活在空气污染的环境，没有办
法马上戒烟的人，平常可以多喝一些清热解毒的茶饮，来促进烟毒的代谢，
但是，只有控制吸烟的分量和时间才能真正减轻烟毒的伤害。

🌿 胖人先胖肝，体重超标的人要小心"脂肪肝"

逢年过节，走亲访友，难免坐下来胡吃海塞一番。工作不顺，心情不
美，总想吃点儿糖果、蛋糕、巧克力。晚上要整宿加班，不吃饱饭怎么有力
气干活儿？于是，腰带渐长，"将军肚""游泳圈"都出来作怪。

不知道是不是因为现在生活条件好了，周围很多朋友都在担心自己的身
体长胖，在众多美味面前，这也不敢多吃，那也不敢多吃。减肥的人越来越
多，他们更害怕自己这样大吃大喝会前功尽弃。

人们普遍认为肥胖的原因在于营养过剩。因为我们平常吃的东西太好

了，营养太丰富了，没能够及时排泄出去，就会留在身体内以脂肪的形式存在。可是，肥胖真的是人体摄入的能量、营养太多了么？

周围有很多正在减肥的人，他们不敢吃肉，每天只吃一些蔬菜；不敢喝甜饮料，肚子饿了就灌水；甚至不敢吃米饭，生怕米饭中的糖会转化成脂肪。为了把体重减下去，他们还经常锻炼，但是，事与愿违，他们的体重还是一天天地往上涨，根本减不下去。有的朋友说，胖子真是喝点儿凉水都会胖。

其实，肥胖是一种病，人体摄入的能量太多固然是一个重要原因，但是体内的垃圾排泄不出去更值得关注。简单点儿说，胖是因为进来的太多，出去的太少。人身上的肥肉并不是优质脂肪，也绝对不会在身体需要的时候转换成能量，它们在任何时候都是身体的负担。

聚餐中的大鱼大肉，下午茶的黑森林、提拉米苏，边看电影边吃的爆米花，和闺蜜逛街逛累了所吃的炸鸡排……我们平时吃的这些东西中，有过高的热量，在进入人体后，经过脾胃的消化，一定会被带入肝脏。肝脏一下子分解不了如此多的脂肪，就会留下一部分。长期下来，肝脏内部堆积的脂肪越来越多，肝脏首先变"胖"了，人也得了脂肪肝。生病了的肝脏不能尽快将废物清除出去，人也会变胖。因此我们说，胖人先胖肝。

就像机器一样，铁锈

减肥从"瘦"肝开始

我们平时吃的这些东西中热量的确过高，在进入人体后，经过脾胃的消化，一定会被带入肝脏。肝脏一下子分解不了如此多的脂肪，就会留下一部分。长期下来，肝脏内部堆积的脂肪越来越多，肝脏首先变"胖"了，人也得了脂肪肝。

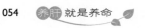

多了，运转起来肯定不像从前那样快了，工作效率也跟着降下来，慢慢地，铁锈也越来越多。这样的恶性循环继续下去的话，这台机器将转动不起来。

值得注意的是，心情不好靠吃来发泄也会长胖。因为人生气的时候，身体内气机郁结，血随气行，气滞而血瘀，紧接着经络也会堵塞，从而造成脏腑功能紊乱。这样，体内的垃圾更加代谢不了，堆积在血管壁上就是高血脂，堆积在肝脏就是脂肪肝，堆积在皮肤表面就是赘肉。

个人体质不同，胖的原因也可能不同，我们不能一概而论。不同的人应该用不同的减肥方法。我们并不建议服用减肥药，因为减肥药会对肝脏造成一定伤害。肥胖的人平时可以多喝花茶，放松一下心情；有的人少吃几口饭，坚持运动就能够瘦下来；有时候也可以服用清胃热的泻药帮助排便，加速代谢。

🌱 经常加班，累到不行？适时小憩一会儿把精神补回来

挑灯夜战，废寝忘食地工作，白天忙得天昏地暗，晚上也要加班加点，不折不扣的工作狂就是这样，但是，放下手里的工作，稍微休息一下，能怎么样呢？

如今的人们普遍工作繁忙，沉重的压力、夜以继日的工作以至食无定时，体质也渐渐地变差了不少。不少人还经常感到劳累、眼睛也总是干干涩涩的，还老想流泪。一遇到不舒心的事情，火气就噌噌噌地往上冒……伤风感冒更视作等闲，大家都以为这只是都市人的通病，殊不知这些可能是肝脏健康受损的征兆。

虽然人们口头上常常说要养肝护肝，可能够真正做到的没有几个人。很多人在日常生活中的一些坏习惯，已经在不知不觉中伤害肝脏了。过度劳累

就是其中之一。过劳猝死的现象在当下也屡见不鲜，这些也足以警醒我们。

因为长时间工作会让身体各个器官的血液需求量大大增加，血气消耗增大，而肝脏是人体的大血库，工作强度太大当然会受损。

过度劳累首先感到不舒服的是眼睛。在办公室工作的白领们几乎都是上午 9 点开始上班，打开电脑，一直忙到中午 12 点，中间可能会趁着冲咖啡或者去洗手间的时间稍微休息一下。下午依旧重复着上午的动作，有时候还会持续到很晚。几乎一整天眼睛都不会离开电脑，我们知道，长时间用眼，眼睛会感觉不舒服。原因很简单，用中医理论来解释，就是"肝藏血"，"肝主目"，肝脏有足够的血液，眼睛才能看得见。用眼过度，会加重肝脏的负担，时间长了肝血消耗过度眼睛自然就会觉得干涩。用眼过度会伤害肝脏，这一点人们都知道，但却总是忽略。

熬夜的时候，肝脏正在悄悄地遭受着病魔的侵蚀

肝血充盈，排毒解毒功能才能正常发挥。经常熬夜会影响肝脏在夜间的自我修复，造成肝功能紊乱，降低工作效率，体内的毒素不能及时排出就会留在肝脏中侵蚀肝细胞。

其次，长时间工作还会伤害筋骨。尤其一些从事体力劳动的人，常常会"积劳成疾"。搬太重的东西，路走得太多，肌肉、骨骼、关节还有筋骨都会受到损害，筋又连着关节和肌肉，受损伤就更加严重了。中医认为，"肝主筋"，人体不灵活或许是肝功能受损的表现。因为肝藏血，肝血充盈，人体筋脉就有足够肝血的滋养，筋骨才能都强健。而劳动、行走需要消耗气血，长时间地下来，气

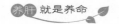

血消耗得就比较多，肝就会有所损伤。同样，肝受损反过来也伤筋，这与用眼过度会伤害肝脏的道理是一样的。

其实，很多事情过度总是不好的，人身上很多病也是因为过度引起的。《黄帝内经》中就有"春夏秋冬，四时阴阳，生病起于过用，此为常也"。五味"过用"会致病，比如糖尿病，情志"过用"也会致病，比如狂躁症等，所以生活中，我们要注意，做什么都要掌握一个度，一定不能违反事物原有的正常规律。这样才能拥有健康的身体。

对于上班族来说，除了注意饮食调节外，生活有规律，早睡早起，保证睡眠，适当的运动锻炼都是养肝的方式。在办公室的时候适当地做一些运动，工作一会儿适当地扭一扭僵硬的脖子、动一动手脚，身体得到适度的活动之后就会有微微的兴奋感，头脑也会清醒不少。

愤怒的时候，伤的不只是感情还有肝

怒发冲冠，血气上冲，痛痛快快发一通脾气，心里舒畅很多，这没什么不好。相比之下，明明很生气，却硬是憋在心里，一天天郁郁寡欢的，憋得眼睛发红，脸色发青，这有什么好，反而会憋出大病！

中医认为肝主疏泄，人的喜、怒、哀、乐等都与肝脏有着非常密切的关系。因此，医生经常告诫人们不要狂喜，不要盛怒，不要过悲，更不要忧郁。

人有七情六欲，高兴、生气、悲伤、恐惧都在所难免，按常理来说，情绪的波动通常不会危害人的健康，但是如果过于激烈或者过于突然，或者持续的时间太长，超过了人体生理活动所能调节的范围，就会引起体内阴阳失调，气血运行紊乱，直到最后生了病。为什么这么说呢？

中医把七情分属于五脏：怒为肝之志，喜为心之志，悲（忧）为肺之志，思为脾之志，恐（惊）为肾之志。也就是说，"怒伤肝""喜伤心""思伤脾""悲（忧）伤肺""恐（惊）伤肾"。怒伤肝，就像《三国演义》中诸葛亮"三气周瑜"，周瑜竟然会因为生气而吐血身亡。

中医认为，"怒则气上"。意思是，过度的愤怒会使肝气横逆上冲，血随气行，气逆行，血当然也一起向上走。所以人在发怒的时候，经常会感觉胸口憋闷，气不顺；人太生气了也会面红耳赤；有的人还会头昏脑涨，甚至昏厥吐血等，这是暴怒伤肝的结果。如果一个人平时脸色发青，那么他的肝脏很可能已经受到了损伤，他也很可能已经患有肝病。

心情舒畅，肝脏健康就有了保障

肝脏疏泄通畅的话，气血就会调和，心情也会舒畅；如果肝脏疏泄失调，气血就会不顺，人的心情当然也会很压抑。反过来说，心情舒畅，精神爽朗，肝脏就不会憋屈。

其实，不仅怒伤肝，其他情绪也难免让肝受苦。比如，恐伤肾，而肝肾同源，肝藏血，肾藏精，精血互相滋生和转化，所以肾虚的人肝脏往往也不大好。

一句话或许你听过，叫"肝喜调达，而恶抑郁"。就是说，肝脏疏泄通畅的话，气血就会调和，心情也会舒畅；如果肝脏疏泄失调，气血就会不顺，人的心情当然也会很压抑。

现在社会，由于工作压力大，人际关系也比较紧张，肝脏也会受到很大影响。为了生活，很多情感我们不能随意发泄，只好闷在心里，使得肝脏不能舒展。这些对于肝脏的疏泄功能来说都是不利的，因而感到憋屈难受。

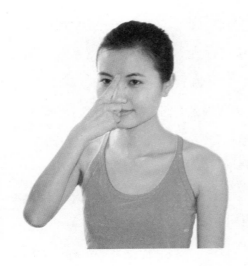

✦ 经常一个人生闷气，感到抑郁了，按按印堂穴能起到很好的缓解作用。印堂穴位于我们左右眉头的中间，生闷气、感到头痛头晕时，用食指指腹或指节向下按压该穴，并做圆状按摩能起到很好的缓解作用。

很多女性多愁善感、小心眼儿、爱钻牛角尖，有了心结，只会偷偷藏在心里，只懂一个人生闷气。尤其是一些独立自主的女强人，心高气傲，很多感情会压抑下来，有的时候又会怒不可遏地爆发出来。其实，这样是最伤肝的，常常还会引发一系列疾病，例如月经不调、乳腺增生、子宫肌瘤、色斑、脂肪肝等。

那么，我们应该怎么做呢？很简单，只要保持豁达的心境。心情舒畅，精神爽朗，人的健康自然就有了保障。工作了一天，晚上和朋友、邻居谈谈心，聊聊天，以平和的方式来分享快乐，疏泄情绪，有什么不好的呢？而且，每天保持心情舒畅，不急不躁，与人交流也和颜悦色，心平气和，不仅对我们自己的健康有帮助，也会给别人带来好心情，让大家一起享受美好人生。

第二章

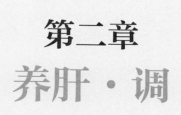

肝好全在平时养，
养好肝脏百病消

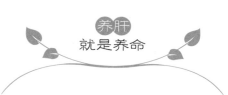

好肝全靠平时养，日常保健，对肝脏养护十分重要。要想彻底打赢这场肝脏护卫战，就要注意起居有节，保持心情开朗。要知道，作息规律，心情舒畅能够养出健康的肝。但是你不知不觉中忽略了哪些细节？平时我们又该如何调养情志？

生活细节：要想肝好活百岁，生活就要有规律

> 生活很辛苦，养肝护肝要注意平时的生活细节—— 身体健康说到底还是要靠自己，为了避免不良生活习惯危及肝脏健康，要保持正常和规律的生活作息，记得吃早餐，多吃青菜，少吃零食和冰激凌，养成早睡的习惯……

🌿 早餐吃得好，精神一整天

夏天到了，想穿上漂亮的连衣裙，可是腰圆腿粗没法儿穿怎么办？听说节食很有效，那就从早餐开始吧。饥肠辘辘开始工作，一整天都没活力；肠胃顺势出来造反，便秘也不甘示弱；怎么肚子上的游泳圈还更大了呢？

人在睡眠的时候，是脏腑休养生息的时候，新陈代谢慢慢放缓。经过一晚上的消化，大量的水分和营养被消耗掉，前一天所吃的晚饭已经消耗殆尽。清晨醒来，新陈代谢会逐渐恢复到正常水平。此时人体葡萄糖储藏相对匮乏，急需能量和营养的补充。如果早餐不能及时将能量补充回来，脑细胞就会因为缺乏葡萄糖而活力不足，人就容易疲惫。因此吃早餐是日常养生中最关键的一餐。

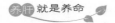

　　由于早晨上班时间紧张，不少上班族没有吃早餐的习惯，有的人虽然也吃早点，但只是随随便便吃一点。对早餐不重视，吃得随便，或者干脆一点儿也不吃，都可能会使人没有精神头儿，整天浑浑噩噩的，工作上力不从心，没有效率可言。

　　早饭吃不好的人通常会在上午 10 点钟左右感觉饥饿难耐，于是午饭的时候饭量就会大增，给胃肠道带来很大负担，诱发胃肠功能紊乱、消化不良等疾病。因为早餐时间与前一天晚餐时间相隔较长，这时胃壁非常容易受到胃酸的腐蚀，形成溃疡。长期不吃早餐，还会使胃酸分泌失调，使消化系统功能减弱。养成不吃早餐的习惯，还可能影响肠道正常排泄，产生便秘的症状。

　　不吃早饭对肝脏危害也很大。人体得不到足够的营养供给，就不得不消耗肝脏中储存的蛋白质和糖原，而肝脏的正常工作也需要蛋白质的参与。这样，肝脏的营养不仅要供自己使用，还得满足身体其他部位的需求，负担自然会加重不少。另外，很多不吃早餐的人在中午会吃很多东西，这无疑也增加了肝脏的负荷。不能代谢的能量在体内转化为脂肪，过多的脂肪在肝脏中堆积，形成脂肪肝。

　　人在空腹时体内胆汁中胆固醇的浓度特别高。在正常吃早餐的情况下，胆囊收缩，胆固醇随着胆汁排出。如果不吃早餐，胆囊不收缩，胆汁不能顺利排除，长期下去就容易生胆结石。

　　虽然大家都知道吃早饭有利于健康，但是仍然有许多人不吃早饭，他们认为不吃早饭就可以减少能量的摄入，那样更有助于减肥。其实，早餐可以帮助我们更快地燃烧脂肪。早上，新陈代谢会随着人的苏醒慢慢恢复，如果营养补充及时，新陈代谢的速度会恢复得更快。另外，吃早饭还能有效地降低一天中晚些时候的饥饿感，有利于持续减肥。

　　但是，早餐也不能吃得太早。因为人在休息的时候，肠胃却还在忙碌地工作，可能一直在消化吸收存留在胃肠道中的食物，直到早晨才能休息。如果早餐吃得太早，就会干扰胃肠的休息，加重消化系统的负担。因此，最佳的早餐时间应该是起床后半小时左右，这个时候是人体食欲最为旺盛的时间。

早餐吃什么好呢?

如今很多上班族早上喝一杯牛奶，煎一个鸡蛋，以为这样的早餐营养十足。其实，这样的搭配确实准备了充足的蛋白质和脂肪，却忽略了碳水化合物的摄入。像稀饭、面包等传统的主食中含有丰富的碳水化合物，也能为身体提供能量。

不吃早饭容易胖

很多不吃早餐的人午餐时会吃很多东西，肝脏不能完全分解代谢掉，不能代谢的能量在体内转化成为脂肪，堆积在体内，人自然会变胖。

早餐最好不要每天一个样，经常变换花样，可以全面摄取各种营养，达到营养均衡。但是油条、油饼等油炸食物或者一些干硬的食物要尽量少吃，因为这个时候人体的脾脏还不够活跃，这些食物容易导致消化不良。

另外，早餐也不适合吃太多。吃太多东西超过胃肠的消化能力，食物便不能被消化吸收，久而久之，会使消化功能下降，胃肠功能发生障碍而引起胃肠疾病。另外，大量的食物残渣贮存在大肠中，被大肠中的细菌分解，其中，蛋白质分解物——苯酚等会经肠壁进入人体血液中，对人体十分有害并容易使人患血管疾病。

吃早餐对人体健康极其重要，尤其建议没有吃早餐习惯的人，要养成吃早餐的习惯。而吃早餐的人则要注意自己的早餐习惯是否合理，自己的早餐营养是否丰富。

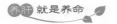

日常饮食是最安全的养肝保健方法

随着经济的发展，人们的物质生活水平也不断提高。与此同时，也产生了许多可能伤害我们身体的东西。

当代社会，尤其白领阶层面临的竞争日益激烈，各种应酬越来越多，压力也越来越大，不得不为了各种原因，常常泡在酒桌上，甚至喝到醉得不省人事。碰到喜欢吃的东西就控制不住，暴饮暴食，加上环境污染，使得大量毒素和脂肪堆积在肝脏中。

可见，现代人对肝脏的保健确实迫在眉睫。但有些人不懂得正确的养生方法，不懂得采取一些养肝护肝的措施，继续熬夜加班、抽烟喝酒甚至减肥，影响了肝脏正常的代谢，对肝脏造成严重损伤，从而引发脂肪肝、酒精肝等一系列肝脏疾病。面对如此严峻的形势，我们要在平时生活中养肝护肝。

现在随着养生方面的知识越来越普及，很多人都明白我们的日常饮食对于身体健康具有很重要的

> **日常饮食要清淡**
>
> 清淡的食物一般没有什么刺激性，而且比较容易被消化吸收，这样就能减轻肝脏负担，让肝脏有足够的时间来休息、排毒。

作用。那么日常生活中吃什么东西养肝护肝呢？

首先，要多吃清淡的食物。油腻食品吃多了会产生饱胀感，让人食欲不振，因为它们影响脾胃的消化吸收功能，妨碍多种营养的摄入，而且容易让人感觉累，出现嗜睡的症状，影响工作效率。而清淡的食物一般没有什么刺激性，而且比较容易被消化吸收，这样就能减轻肝脏负担，让肝脏有足够的时间来休息、排毒。

其次，可以多吃一点新鲜的蔬菜水果。蔬菜水果富含多种维生素、纤维素等，可以为肝脏补充足够的营养。

再者，保证足够的营养摄入。蛋白质、脂肪、维生素等按比例均衡摄入。鱼、鸭肉等低脂高蛋白食品，对受损肝脏具有很好的修复作用；牛奶则具有良好的养肝护肝作用。

膳食还要多样化，避免单调，并科学合理地搭配好膳食，如主食与副食、粗粮与细粮、荤食与素食等，都应该合理搭配，只有这样才能从多种食物中获得足够丰富的营养，使人精力充沛。

青色食物，给你好心情

西方有个很神奇的"颜色疗法"，每一种颜色都有自己特殊的能量，能够带给人们不同的感受。青色让人不再紧张，带给人安定的感觉，红色让人精神振奋，蓝色却助于睡眠。因此如果把一个人从红色空间转移到蓝色空间，他的体温就会下降。

中医讲究"五色入五脏"，青色入肝，红色入心，白色入肺，黄色入脾，黑色入肾。中国食品讲究色香味俱全，把色放在第一位，可见古人对食物颜色的重视。食物颜色丰富不仅给人视觉上的享受，还意味着食物搭配周到、营养均衡。食物的颜色和功效之间，有很多微妙的联系。青色入肝，多吃些青色的食物，对肝脏有好处。医院里也有深浅层次各异的蓝色和绿色，这样常常使病人安静，有助于康复。我们平时多看看绿色植物，也不失为一种养肝的好方法。

爱吃韩式料理的人肯定都知道石锅拌饭，各种颜色的蔬菜摆在饭上，看上去鲜亮鲜亮的，很有食欲。韩国泡菜也是如此，别看它只是泡菜，其实五色俱全，白色为白菜，绿色为配料中的大葱，红色为辣椒酱，黄色为白菜心，黑色为虾酱。

《说文解字》是这样解释的："青，东方色也。"《黄帝内经》里也说："东方青色，入通于肝。"东方代表着万物的初始，代表着植物的生机、生长，我们应该把青色看作草木刚刚生长的颜色，所以在饮食中就要求人们多吃新鲜的青绿色蔬菜。

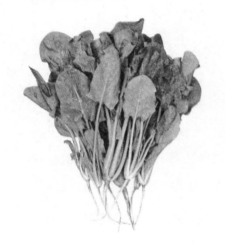

◆ 菠菜属于一年生草本植物，味甘、性凉，入大肠、胃经，具有补血止血、利五脏、通肠胃、滋阴平肝的功效。

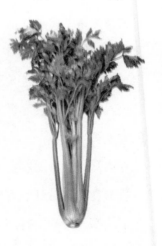

◆ 芹菜属于伞形科植物，富含蛋白质、碳水化合物、胡萝卜素等，具有平肝清热、除烦消肿、凉血止血等功效，对预防高血压、动脉硬化等十分有益。

我们知道中医上有望诊，望是什么呢？一个是望神，也就是观察病人的精神好坏；一个是望色，也就是观察皮肤的颜色，这"色"就是指五色了。青色主寒、主痛、主瘀、主惊风。如果一个人脸色发青，往往说明他气血不通，经脉瘀滞，是肝没有正常发挥藏血的功能造成的。比如晚上要是睡不好，第二天早上就会脸色发青，这就是肝没有藏好血造成的。气血运行不畅，血液就会瘀阻经脉，"不通则痛"，造成一些痛症，比如我们经常用"疼得脸色发青"形容一个人疼得剧烈。

五色入五味，青入肝

青色入肝，多吃些青色的食物，对肝脏有好处。医院里也有深浅层次各异的蓝色和绿色，这样常常使病人安静，有助于康复。我们平时多看看绿色植物，也不失为一种养肝好方法。

西方研究者做过一个很有趣的实验，给小白鼠喂新鲜的绿色蔬菜或直接从植物中提取的叶绿素，小白鼠血液中的红细胞立即就增多了。这是什么道理呢？其实绿色植物中的叶绿素就相当于植物的血液。吃了植物的血液，从"以形补形"的角度看，就等于补了血，对肝脏是很好的。血液需要气的推动才能运行，如果血不够气有余，肝气就容易郁结，人极容易生气。血液充足，肝脏才能很好地保养自己。脾气较大的女性朋友，平时多吃点儿绿色蔬菜，比如青皮萝卜、芹菜、莴笋、菠菜、绿豆等，能起到降肝火、疏肝气的作用。

其实五色入五脏，它的应用范围很广。中医用不同颜色的食物来补益人体的各个器官。练习气功有这么个说法：你哪里有病，就想象对应的颜色，能提高气功治疗的效果。比如肝胆有病，就常想青色。西方还有个很神奇的"颜色疗法"就是这样的道理。

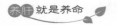

冰激凌很解暑，也很伤肝

天气太热，一口气可以吃下去好几根冰激凌。明明看见它一直在"流泪"，怎么吃了这么多还是口渴呢？

冰激凌是夏天必备的降温食品，恐怕很少有女孩子能够抵挡它的诱惑吧。但是，任何东西吃多了总会有坏处，那么冰激凌的危害你到底知道多少呢？下面我们就来一一揭示。

在夏天，很多人都想通过吃冰激凌来防暑解渴，其实能如愿以偿的少之又少。因为，冰激凌中除了水以外，还含有大量的白砂糖、食用植物油、全脂奶粉等，其中水的含量最低，因此吃再多的冰激凌，也不能解渴。

冰激凌中最重要的成分是奶油，而且奶油含量越多，冰激凌就越高档、越美味。可是，我们爱吃的冰激凌中所用的奶油是动物奶油还是植物奶油，你留意过么？或许你的印象中根本没有这么多种奶油，奶油就是奶油，哪里来的什么动物奶油还是植物奶油。也许你会选择植物奶油，因为我们通常认为植物的都是纯天然的，纯天然的自然就是好的，但植物奶油真的好么？

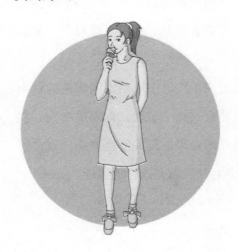

◆ 炎热的夏天，来一个冰激凌，看似很消暑，其实在你吃进冰激凌的同时，也吃进了大量的脂肪，大大加重了肝脏的负担。

植物奶油是植物油加水经过氢化做成的，在氢化过程中，会产生很多的反式脂肪酸。可见，植物奶油并非天然的。植物奶油被吃进去后，人体没有办法马上将其代谢掉，时间一长，就会在体内堆积太多，患脂肪肝、肥胖、动脉硬化、冠心病、糖尿病的概率将大大增加。

吃冰激凌要慎重

并不是所有人都能吃冰激凌的。糖尿病人吃冰激凌可能会加重病情，患有肠胃炎或肠胃功能紊乱的病人以及肝病患者都不适合吃。

如今市场上冰激凌的种类琳琅满目，口味更是多种多样，奶油、草莓、香草、杧果、巧克力……其实，这些都是添加剂做出来的味道。冰激凌中含有多种添加剂，少则三四种，多则高达十几种。

有关产品质量监督检验人员表示，冰激凌中这些食品添加剂其实都是国家允许使用的，比如利用食用香精来提高冰激凌的香度，利用食用色素来增加冰激凌的色泽和亮度。只是按照规定合理添加才不会对人体造成危害。可是如果我们暴饮暴食，那么必定会危害自己的健康。我们之前介绍过，吃进去的任何食物都要经过肝脏的消化分解。吃太多冰激凌，当然也会吃进去很多食品添加剂，这样肝脏的负担怎么会不重呢？

虽然冰激凌吃起来凉爽，但它热量很高，倘若长期大量食用，那么你的减肥计划恐怕就没有那么容易继续下去了。当然我们并不是说冰激凌不能吃，而是要在什么时候吃？怎么吃？吃多少？这些都有一定的原则。

并不是所有人都能吃冰激凌的。冰激凌是高糖食品，能短时间

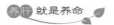

内让糖尿病患者的血糖升高，从而加重其病情，因此不建议糖尿病人吃。患有肠胃炎或肠胃功能紊乱的病人也不适合吃，因为低温刺激会加重病情。冰激凌中太多的食品添加剂会加重肝脏的负担，所以肝病患者也要慎重。

食用冰激凌还要注意适时适量。饭前食用冰激凌会影响食欲，从而影响正餐，如果经常吃冰激凌还会造成脾胃虚弱，不能好好吃饭，最终导致营养缺乏。如果饭后马上吃冰激凌的话，又会使胃酸分泌减少，降低消化系统的免疫功能，导致细菌繁殖增多而患上肠胃炎等消化系统疾病。

过冷的食物进入胃，会使胃黏膜血管收缩，胃液分泌减少，从而引起食欲下降、影响人体对食物的消化。因此，医生建议，每人每天吃冰激凌的数量最好不要超过 3 支。

冰激凌不要吃得太快。很多孩子在家长不在身边的时候，总是贪吃，也吃得很快。其实，吃得越快，对胃肠道刺激就越大，也越容易引起胃肠道的不适。因此，吃冰激凌最好细细品味，慢慢吃才能消暑降温。

🌿 零食千万不能多吃

4 岁的侄女是全家的宝贝疙瘩，要吃什么，家里人就给什么。慢慢地，她一到饭点儿就跑得没影儿，爸爸妈妈追着喂饭也只能吃个一两口。她的"粮食"简直变成了饼干、薯片、蛋糕、干脆面……

想必大家对零食都很熟悉，生活中的"零食族"大都是孩子和中青年女性，他们买零食通常只管好不好吃，很少关注对身体好不好。

那么什么是零食呢？一日三餐之外的零星小吃都可以称为零食。零食的范围很广，种类和品种也很多。零食一般都含有一定的营养成分，偶尔吃一些也是可以的。但是，在正常的情况下，我们可以通过一日三餐来满足身体对各种营养的需要，这时候就没有必要再去吃零食。比如：老年人在消化系统功能减退的情况下，适当吃些零食有益身体健康。因为每餐吃得太饱不但不能消化，还会给消化系统带来很大负担，甚至出现消化不良的症状。

当然，吃零食也有一定学问，绝对不能随意去吃。如果毫无节制地吃零食而影响到正餐，将会有损健康。这种不良习惯必须得到纠正。

老年人每顿饭吃个七八成饱，餐间吃一些富含营养又比较容易消化的东西，既保证了足够的营养，也不会给胃肠造成什么负担。

糖尿病患者一顿吃得太多会使血糖迅速升高，对病情十分不利。因此将一日三餐的总食量分为六餐或者七餐有合理之处，可以帮助糖尿病患者解决血糖迅速升高的问题，当然，餐间吃零食是有讲究的，不能随心所欲，想吃什么就吃什么。

患有肠胃炎的患者，由于消化能力变弱，一次性吃太多食物不仅消化吸收不理想，有时还会加重胃肠的负担，甚至会加重病情，因此也应该少食多餐。

孕妇情况特殊，营养的需求量远远高于同龄人，因此更要注意认真调理

✦ 经常按压脾俞穴对改善糖尿病有很好的作用。该穴位位于第十一胸椎两旁的1.5寸的地方。平时用拇指指腹或指节按揉这个穴位，做圆状按摩就可以了。

生活节奏。尤其在怀孕后期，胎儿会压迫消化系统，吃东西后饱腹感很强烈，以致影响食量，而这个时期营养的需求量也大大增加，如果营养不足就会危害胎儿和孕妇的身体健康。这就需要用少食多餐的办法来补充营养。

零食必须有节制地吃。我们都知道，人体消化系统工作是有规律的。当进食食物达到一定数量以后，胃部就会出现饱腹感。我们对食物就不会再有欲望。过 2 ~ 4 个小时之后，胃里的食物就会基本排空，这时候胃肠蠕动就会加快，我们的胃液、肠液和胆汁也会加快分泌。此时，身体就会出现正常的饥饿感，我们就有进餐的欲望了。但是对那些总是在吃零食的人们来说，他们的胃里总是不断地有食物进入，总是不能被排空。在这种情况下，到了应该吃正餐的时候，他们就会缺少进食的欲望，也就是我们常说的胃口不好，往往在正餐的时候吃得很少，甚至根本就不吃。可是他们由于正餐进食太少，吃完很快又会出现饥饿的感觉，他们就需要再吃零食。由此往复，恶性循环，久之人体消化系统正常的工作和休息的节律被破坏，消化功能会紊乱，势必影响他们的肝脏健康。

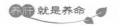

上班族巧吃零食为美丽加分

上班族在工作之余总想着怎么让自己变得更美，其实，零食也可以帮上忙。花生、松子、杏仁等种子类小吃可以保护大脑，保证大脑的血液流量，缓解大脑疲劳，还可以使皮肤光洁嫩滑。吃点儿奶糖、巧克力也能为美丽加分。

吃零食的时间要合理。一般上午 10 时和下午 4 时左右，吃完正餐两个多小时的时候比较适合吃一些零食补充体力。一般情况下，儿童代谢比较快，他们可能此时会有轻微的饥饿感。老年人由于上一餐进食较少，此时也会产生饥饿感。如果能在这个时候让他们适量地吃些零食，不但不会影响正餐，还能有效防止饥饿并增加营养。

选择富有营养的食品作为零食，牛奶、酸奶、肉松、牛肉干、水果、蛋糕等都是不错的选择。而薯片、果冻、果脯等，影响食欲，容易引起饱腹感，也损害牙齿健康，所以不要让孩子多吃。上班族在工作之余总想着怎么让自己变得更美，其实，零食也可以帮上忙。花生、松子、杏仁等种子类小吃可以保护大脑，保证大脑的血液流量，缓解大脑疲劳，还可以使皮肤光洁嫩滑。吃点儿奶糖、巧克力也能为美丽加分。

总之，适量地吃零食不但不会让人变胖，还能延年益寿。

🌿 保持排泄通畅，为肝脏减负

俗话说"大便不通心事重重，大便一通浑身轻松"。随着现代人饮食结构的变化，受便秘困扰的人越来越多，便秘也已经严重影响到人们的健康状况和生活质量。

导致便秘的因素有很多，而且涉及生活的方方面面，如果我们在生活中不加注意，便秘就会来找"麻烦"。在中医中，便秘主要由燥热内结、气机郁滞、津液不足和脾肾虚寒等引起。

过于辛辣油腻的食物或者十全大补汤之类的补品吃太多，人体一时不能吸收，就很容易上火，如果肝火过旺，津液损耗变多，肠胃中的津液就会变少，因此出现便秘，这就是"燥热内结"型便秘。

久坐不动，身体缺乏运动，肠道肌肉变得松弛，肠胃蠕动减慢，再加上生活压力大，工作不顺心，心情不舒畅等使体内气机不疏通、调畅受到阻碍，影响大肠气机的正常运行，导致传导不利，因此出现便秘，这就是所谓的"气内滞而物不行"。

忙起来顾不上喝水，肠道干燥，肠道内部的东西就不易排出。有些人即使补了水，一口一口地慢慢喝水，水几乎全都吸收入血，通过尿液排出体外，便秘的问题同样没有得到改善。这就是津液不足所致的便秘。通常这种情况是由气血两虚所致，中医认为，气虚则大肠转送无力，血虚津亏则大肠滋润失养，因此气血两虚使肠道干槁，阻碍大便的顺利排泄。

长期生病、年老体弱之人，体内阳气不足，阳气运行不畅就会便秘。有的人因为习惯性便秘，常常服用番泻叶等泻药，一开始总是有效果的，可是随着时间的推移，慢慢产生了抗药性，为了有效，必然加大用药量，这种对便秘药的依赖，最终会导致肠道蠕动的无力，以至于离开药物，肠道几乎都不能自己蠕动了。

便秘不能总吃泻药

有的人因为习惯性便秘，常常服用番泻叶等泻药，一开始总是有效果的，可是随着时间的推移，慢慢产生了抗药性，为了有效，必然加大用药量，这种对便秘药的依赖，最终会导致肠道蠕动的无力，以至于离开药物，肠道几乎都不能自己蠕动了。

便秘如果得不到解决还会诱发结肠癌、早老性痴呆、乳腺疾病等病症。我们要改变不良的生活习惯，防止便秘发生。已经患有便秘的人更要注意通过合理方式通便，以免便秘引起身体的其他不适。

1. 便秘的人要及时调整饮食结构

防治便秘要多吃富含纤维素的食物，如新鲜蔬菜、粗粮等。需要注意的是，新鲜蔬菜并不是一次大量食用，要注意均衡，每顿饭摄取量最好保持在 100 克以上即可。食物不要过于精细，更不能偏食，可以多吃糙米、玉米、小米、大麦、小麦皮(米糠)和麦粉等杂粮。可多食用一些有防治便秘作用的芝麻粥、核桃仁粥、菠菜粥、红薯粥、柏子仁粥、松子仁粥等。少吃强烈刺激性助热食物，如辣椒、咖喱等调味品；忌烟酒。要养成少量多次的饮水习惯，要多喝水，不要等口渴时才喝水，如条件允许，可以饮用蜂蜜水，或者饭后两小时左右喝杯酸奶，既能增加消化道水分，润肠排泄，又能美丽容颜。

2. 适当运动，改变久坐不动的习惯

长期坐办公室的人和长途司机等人群，由于长时间坐着工作，活动量少，胃肠蠕动也变得相对缓慢。另外，由于坐的时间比较长，盆腔以及直肠黏膜容易充血而容易引发痔疮、肛裂等肛门直肠疾病。适当运动对于治疗便秘必不可少，尤其是要注重腹肌锻炼，以增强腹部力量，促进肠蠕动，提高排便能力。不适合进行剧烈运动的人，可以进行腹部按摩，以促进肠管蠕动。

3. 规律排便时间

对大多数人来说，最容易产生便意的时间是晨起后的 30 分钟内。这个时期是结肠的活跃时刻。一天中结肠活跃期有早晨起床后、进餐后，应该在结肠活跃期及时排便。要养成定时排便的习惯，就算没有便意也要定时去蹲一蹲，时间长了就会定时出现便意了。形成的排便规律不能轻易地改变。另外值得注意的就是一次排便时间不宜过长，一般以 5 分钟内为宜，长时间的排便会造成肛门局部充血，易患痔疮。

🌿 每天泡泡脚，养肝祛疲劳

炎炎夏日，整天缩在空调房中，还嫌不够刺激，晚上回家又吃冰激凌，又喝冰可乐，结果肚子坠坠的，手脚冰冰凉，"大姨妈"也迟迟不来。

民间有一种说法，"热水洗脚，胜吃补药"，的确，用热水泡脚具有调整脏腑功能、增强体质的作用。

脚被誉为人体的"第二心脏"，原因在于连接人体脏腑的12条经脉有一半起止于足部，而且足底有很多穴位，也是很多内脏器官的反射区。如果脏腑功能出现问题，首先可以从足底反映出来。因此可以说，脚可以告诉我们自己的健康状况。

中医认为，足厥阴肝经起于足部，泡脚对肝经有明显的刺激作用。当用温水泡脚时，双脚血管扩张，人体血液循环加快，肝脏功能也可能会增强。膝盖以下到脚底，有许多肝经上的穴道，如果我们经常用温水泡脚，并配合按摩这些穴位，还可以促进肝血流通。在泡脚的时候，按摩肝脏反射区也可以有效增强肝功能。另外，手掌、耳廓也有肝脏的反射区，泡脚的时候捏一捏、揉一揉，都将起到调理肝脏的作用。

现代人常坐办公室，又懒得运动，普遍足部循环不良。倘若足部的循环变好，心脏就不需要额外加压，输送血液至足部末梢，就可减少高血压、心脏病及中风等高危险疾病的发生。另外，泡脚还能消除春困。春季气温回升，阴退阳长，如果阳气回升太快，人就会无精打采、昏昏欲睡。这时用温水泡脚，可以加速体内血液循环，提高血红蛋白携氧能力，给肝脏提供充足的养分。

泡脚也有很多学问。只有掌握好技巧，才能起到保健养生的功效。

一般来说，泡脚的水温不宜过热，也不能太凉，以40℃左右为宜。水

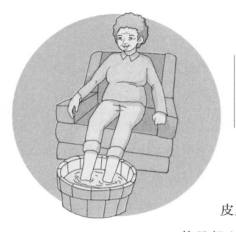

✦ 我们的脚底有很多穴位，因此每天用热水泡泡脚，不仅能缓解疲劳，对我们的身体也大有裨益。

温过高不仅容易破坏足部皮肤表面的皮脂膜，使角质层干燥、皲裂，还可能使足部血管过度扩张，血液更多地涌向下肢，而使大脑、心脏等器官供血不足。体质虚弱的人还可能会因脑部供血不足而头晕，甚至昏厥。

泡脚的最佳时间是在每晚7～9点。此时正是肾经气血最衰弱的时候，选择在这个时候泡脚，足底血管会因为温水的刺激而扩张，有利于活血，进而加速全身血液循环，达到滋养肝肾的目的。

最近在上班族中流行早晨泡脚的时尚。早上泡脚方法很简单，就是在40℃左右的温水里，浸泡5～10分钟。也可以同时用双手按摩脚底、脚趾间隙。为保持水温，也可以分三五次加入热水。如果早上时间不充裕，加一次热水即可，或者只做一做按摩，都有一定的效果。

在泡脚后最好喝一杯温水，可以促进人体新陈代谢。如果条件允许，最好在水杯里放入菊花或者枸杞，可以取得清肝、养肝的疗效。

泡脚还有一些禁忌，大家一定要注意。

泡脚时间不宜太长，以30分钟左右为宜，每天或隔一天泡一次都可以。很多人喜欢从水很烫泡到水全凉了，有的人甚至可以泡一两个小时，这是不对的。因为泡脚的时候，人体血液循环加快，心率也快，时间太长

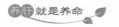

会增加心脏负担，引发心慌、出汗多等症状，因此要特别提醒老年人，泡脚时间应该短一些，以 20 分钟为最佳。

太饱太饿时都不宜泡脚。在过饱、过饥或进食状态下泡脚，会加快全身血液循环，容易出现头晕不适的情况。饭后半小时内不宜泡脚，会影响胃部血液的供给。吃完饭后，人体内的血液集中流向消化道，如果这时用热水泡脚，就会使本来应该流向消化道的血液转而流向下肢，时间长了会影响消化吸收而导致营养不足。专家建议，将泡脚时间安排在睡觉前半小时，这样更有利于休息时肝脏进行排毒、解毒。

一些特殊人群不适合用热水泡脚。处在发育期的孩子，足弓还没有定型之前经常用热水洗脚或泡脚，会使足底韧带松弛，不利于孩子的生长发育。

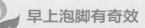

早上泡脚有奇效

夜间睡眠长时间保持同一姿势，血液循环不畅，早上起来泡泡脚，可以加速血液循环，调节内分泌系统和植物神经。另外，脚底的神经末梢与大脑相连，通过脚底按摩还可以使人一早就充满活力，精力充沛。

脚气患者尤其是严重到起疱的时候，用热水泡脚可能会使伤口感染。脚部有炎症或者冻伤、烫伤的人也不适合泡脚。脚被冻了后，绝对不能用热水泡脚。脚冻是因为受到风寒的侵袭，肌肉、皮肤僵硬且低于身体正常耐受程度。如果此时受到过热刺激，肌肉、皮肤难以适应巨大的温差，病情只会加重，甚至使脚部肌肉与脚骨剥离。

患有心脑血管疾病、糖尿病的人如果用太热的水泡脚很容易加重病情。因为水温太热会刺激神经，使血管扩张，血液流通加快，心脏的负担加重。

勤俭虽好，不过发霉的食物还是别吃了

最大的乐趣就是把冰箱塞得满满的，然后蜗在自己的小窝里淘宝，看大片儿。可是，夏天来了，冰箱似乎也不大好用了，前两天才买的一大桶酸奶都串味儿了。倒掉太可惜，闭着眼睛，捏着鼻子硬喝掉会不会出事啊？

食物放置的时间久了难免会发生霉变。食物霉变也就是食物霉烂变质，这个过程中会产生各种有毒物质，这些物质会给人的身体健康带来致命的伤害。

近几年，肝癌的发病率越来越高，并成为严重威胁人类健康的一大杀手。一般情况下，肝癌的发生跟日常饮食脱不了干系，比如，长期食用保存时间过长或者发霉变质的食物就容易诱发肝癌，因此一定不要吃发生霉变的食物。

如果闻到大米有了霉味儿，或者发现牛奶变酸了，又或者觉得食用油被霉菌污染了，那么，赶紧把它们扔掉。因为食物发霉之后，微生物代谢会产生一种毒性非常大的致癌物质——黄曲霉毒素，它是一种毒性极强的物质，进入人体以后主要对人的肝脏组织进行破坏。作为人体的排毒器官，肝脏负责将人体的有毒物质分解转化，当毒素多到肝脏无法分解的时候，就会留在肝脏中。肝脏中堆积太多的有毒物质势必会伤害肝细胞，时间久了，肝细胞就会死亡。

很多人以为发霉的苹果只有烂掉的部分被霉菌感染了，只要把这部分切掉，剩下的部分还是好的，也可以继续吃。其实并非如此。一旦食物开始霉变，还没有完全变质的那部分也已经进入到微生物新陈代谢的过程中，已经产生了大量肉眼看不到的细菌和毒素。如果我们吃下去，很可能会出现急性中毒。发烧、腹痛、呕吐、厌食等身体上的不适至少得折磨我们三五天，严

重的甚至会在几个月后发生中毒性肝病表现，黄疸、肝脏肿大、肝区疼痛、脾大、腹水、下肢浮肿及肝功能异常，还可能出现心脏扩大、肺水肿，甚至痉挛、昏迷等症状，大多数患者在死后会发现有直肠大出血现象。

所以，在生活中我们一定要注意食物的保鲜，不要食用保存时间过长或者变质的食物，虽然这种"节约"貌似一种美德，但它带给我们身体的却是致命的伤害。

对于已经发霉的食物，我们也要区别对待。明显发霉的食物绝对不要食用，尤其是花生、玉米、瓜子、核桃等。即使是偶尔吃到一个有霉变味

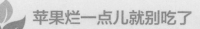

苹果烂一点儿就别吃了

别以为发霉的苹果切掉腐烂的部分，剩下的还是好的。其实，食物开始霉变，还没有完全变质的那部分中已经产生了大量细菌和毒素。人吃下去依然有可能会中毒。

道的坚果，也要马上吐掉并认真漱口，因为黄曲霉毒素在人体内是可以蓄积的，千万不要嫌麻烦继续食用。

对于轻度发霉的食物，可以采取一些去毒措施。

放久了的植物油可能会产生少量的黄曲霉毒素，因此，不要看着油价涨了就买个三五桶囤着，也不要生吃，可以等油热后加点儿盐，因为盐中的碘化物可以去除黄曲霉毒素的部分毒性。

购买坚果、花生、粮食等的时候，尽量选择小包装的，除非家里有很多人。尽量不要放太久，吃的时候要先闻一闻味道，一旦发现味道不对就马上扔掉。

平时存放粮油和其他食品时必须保持低温、通风、干燥、避免阳光直射，不用塑料袋装食品。如果发现家中的大米有了轻微的霉

味儿，那么在蒸煮前一定要充分揉搓，淘洗干净，因为黄曲霉毒素多存在籽粒的表面，搓洗可以去除粮食表面的大量毒素。用高压锅煮饭也比较适合去除大米的毒素。

一项最新研究成果显示，青菜中的叶绿素等物质能有效降低致癌物质黄曲霉毒素的毒性，并减少人体对黄曲霉毒素的吸收。研究人员指出，菠菜、西蓝花、卷心菜等青菜中富含叶绿素和叶绿酸。

在生活中我们一定要多加注意，不吃发霉的食物，这样才能避免黄曲霉毒素对人体的伤害，才能降低患肝癌的风险。

晚上，请把时间让给肝脏来排毒吧

肝脏是人体内脏中的排毒器官，位于腹部的右上方。肝脏细胞可以控制与调解身体内各类物质，使身体内的所有器官都可以顺利地、按部就班地工作。最主要的是，肝脏具有化解细菌、酒精与其他毒素的作用，是人体解毒的"掌门人"。在我们的平常生活里所摄入的食物，有一些是包含毒素的，如半熟的海鲜和肉类，这些毒素进入我们的体中，就需要依靠肝脏来分解；还有些食物在消化后会腐败、发酵而产生毒素，没有办法被小肠吸收，毒素则会被送往肝脏去解毒。假如肝脏的作用变弱，没有办法完全解毒的话，被送至心脏的毒素则会随着血液遍布全身，同时会引起各种的病痛。

实际上，如果把肝脏当作一个排毒器官来使用，那么，从一开始，我们就走错了方向。肝脏具有解毒的功能，这并不意味着我们可以任意接纳毒素，也并不代表肝脏在排毒的过程是简单而轻松的。这就如同我们有能力打扫房间，但是，并不代表，我们愿意让人们随意将垃圾倒在我们的房间，也不意味着，我们可以毫不费力地清理房间。

　　肝脏正常排毒意义重大，一方面，可以净化血液、延缓衰老、改善睡眠，同时还可以预防疾病，持久去除暗疮、痘痘，缓解疲劳，改善内分泌系统，提高性生活质量。另一方面，可以加速脂肪代谢，清除血液中的垃圾，达到预防心脑血管疾病的产生，同时还可以达到纤体瘦身的效果。

　　可以说，肝脏排毒工作正常，我们就能拥有健康，排出体内毒素，获得更加健壮的身体，摒弃疾病，获得更多健康。

　　早睡对身体有益，对养肝护肝更为重要。有不少人的肝病其实是"熬"出来的，他们熬夜之后大都会眼睛红肿，肝火上亢。长期熬夜，必定会伤害肝脏。那为什么要早睡呢？每天晚上11点至凌晨3点，是肝脏排毒的最佳时机，按照中医

肝脏的排毒需要在熟睡中进行

　　每天晚上 11 点至凌晨 3 点，肝脏值班，分解代谢体内毒素。肝脏的排毒，需要肝血的参与。人只有在睡觉的时候，肝血才会流回肝脏，可以说，肝脏的排毒需要在熟睡中进行。

理论，这时肝经运行最旺盛，而肝脏的排毒，需要肝血的参与。人只有在睡觉的时候，肝血才会流回肝脏，可以说，肝脏的排毒需要在熟睡中进行。因此，这时进入熟睡，可让肝脏顺利排毒，有益身体健康。

　　因此，为了肝脏健康，一定要早睡，要知道睡眠也是人体排毒的重要方法之一。

可怕！频繁染发竟然患上"药肝"

新烫了头发，总觉得少点儿什么，那就染个颜色吧。两个礼拜过去了，眼珠看起来比以前黄了不少，也不怎么想吃东西，这是怎么了呢？

一直以来，不管男女老少，只要长出来白头发，就会想方设法染成黑色，生怕别人说自己变老。现在染头发的人越来越多，很多年轻人为追求个性，还会把头发染成五颜六色的。

染一头适合自己的发色，固然能让人变得美丽又时髦，但染发剂毕竟是化学制剂。不少染过头发的人会发现自己的头发不再像以前一样强韧，也变得毛燥干枯，容易掉落。染发还可能导致各种疾病的发生，甚至损害肝脏，恐怕很少有人能想到吧。

大部分染发剂中都含有几十种化学成分，很多化学物质都是有毒的，比如硝基苯、苯胺等。这些物质很容易被皮肤吸收，危害人体健康。

对于肝脏来说，只要有毒素进入人体，就要把它分解代谢掉。如果长期使用染发剂，即便每次使用只有一点点被皮肤吸收进入人体，也会在体内蓄积，也需要肝脏来分解。所以，频频染发会让肝脏很累。很多染发剂中还含有某种会危害肝细胞的有毒成分，久而久之会损伤肝细胞，甚至引发肝脏疾病。其实，大部分人使用含有何首乌成分的乌发剂，肝脏没有出现问题，而少部分人因为肝脏对何首乌的毒性比较敏感，就容易出现药物性肝炎。

有些染发剂中的化学物质与体内某些细胞结合，还会损害细胞核内脱氧核糖核酸，引起细胞突变，而诱发皮肤癌、膀胱癌、白血病等，这就是俗话所说的"病从发入"。

有的进口染发剂还含有醋酸铅，而且含铅量是家用油漆、颜料含铅量的数倍。铅进入人体后，不但不能排出体外，留在体内造成一系列铅中毒症

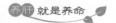

状，比如头昏、头痛、倦怠乏力、四肢麻木、腿肚痉挛性疼痛、腹痛等，还会进入肝、肾及脑髓，破坏这些脏器的功能，甚至使人丧失劳动能力。

虽然美丽的外表很重要，如果为了追求美丽而丢失了健康，那可真是得不偿失。我们要增强自我保护意识，尽量少染头发。尤其是过敏体质者、血液病患者一定不要染发。孕妇和哺乳期妇女也不适合染发，以免危及下一代。

纤纤玉手上的美甲也在伤害你的肝

现在，很多女性喜欢在指甲上花心思。爱美之心人皆有之，的确，涂上指甲油，手看起来漂亮多了，也时尚起来了，可是你有没有想过美甲的健康隐患呢？

做过美甲之后，指甲之所以看起来很靓，是因为指甲油中含有大量化学成分，这些成分可以让指甲油颜色鲜艳美丽，并且可以保证涂上指甲油一段时间后不会轻易脱落。但是这些人造色素是有毒的，进入人体以后，需要肝脏来分解。有的指甲油中甚至还含有重金属元素，如果长时间使用并且被人

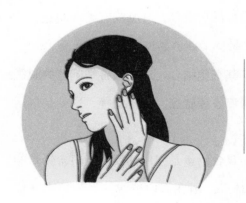

✦ 你知道吗？我们平时用的指甲油中竟然含有大量的重金属元素和含有剧毒的苏丹红，长期使用会中毒，甚至致癌。所以美甲还是尽量少做吧。

体所吸收的话，不但会造成重金属中毒，还有可能进入肝脏，损害肝细胞，甚至引发肝脏疾病。

最新研究发现，指甲油中还含有一种叫作苏丹红的成分，有剧毒。如果长时间使用的话，肝脏来不及分解，这些毒素就会逐渐在人体内堆积，从而有中毒以及致癌的危险。

另外，美甲时，为了使指甲油更容易涂上并附着得更牢固，还必须磨掉指甲表膜。但是，磨掉指甲表膜之后，指甲失去基质的保护，吸收能力会大大增加，因此更容易吸收指甲油中的有毒物质，进而对肝脏造成损害。

美甲用具自己备

很多美甲操作场所卫生不达标，使用的美甲器械未经消毒或没有正确消毒，很容易感染病毒，也可能会传染上手癣、灰指甲、甲沟炎、肝炎等疾病。因此，喜欢美甲的美女最好能自己准备一套美甲用具。

很多地方会使用未经消毒或没有正确消毒的美甲器械，被刮去表膜之后的指甲很容易感染一些皮肤病，比如皮下组织发红、发炎、肿痛。长此以往，可能发生感染、化脓，形成甲沟炎等皮肤疾病。有些美甲操作场所卫生不达标，很容易感染病毒，也可能会传染上手癣、灰指甲、甲沟炎、肝炎等疾病。

经常染指甲会使指甲的颜色变暗、变灰，有时还会出现变形、脱离、干裂等症状。而且涂上指甲油以后，指甲会长期不透气，中医以为，指甲长期不透气也会损害肝脏，甚至引发病变。

因此爱美的女性在平时生活中要注意尽量远离各种指甲油，尤其是一些质量低劣的产品，以免损害肝脏。

养肝护肝，饮茶也有讲究

茶几乎是中国人必不可少的饮品，茶叶中含有茶多酚、咖啡碱、叶绿素、儿茶素等成分，具有抗癌、抗衰老、抗菌、助消化、调血脂等多种功效，正确饮用茶叶有利于我们的身体健康，还可以达到养肝的目的。《本草纲目》中说茶叶能"平肝、胆、三焦、包络相火"，就是说茶叶还具有清热、解毒的功效，因此，对于某些肝病患者来说，常喝茶对病情是有益处的。

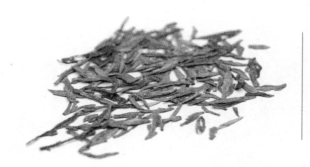

✦ 绿茶是未经发酵制成的茶，含有茶多酚、儿茶素、叶绿素等营养成分，对防衰老、防癌、抗癌、杀菌、消炎等具有特殊疗效。

喝茶有益健康大家都知道，但是如果没有把握好饮茶时间，不但达不到养生的目的，同时还会给人体带来不小的伤害。

现在很多人喜欢在酒足饭饱之后喝上一杯绿茶，其实，这样做是不正确的。有人说，饭后喝茶容易形成脂肪肝，为什么这样说？

这是因为茶叶中含有大量鞣酸，它能与蛋白质合成具有吸敛性的靶酸蛋白质，这种蛋白质能使肠道蠕动减慢，容易使人便秘，增加了有毒物质对肝脏的毒害作用，从而引起脂肪肝。所以，饭后立即喝茶的习惯应该改掉。

据有关业内人士称，饭后饮茶不利于脂肪肝的预防。因此，最好能够在饭后一两个小时再饮用，这不仅有利于降低脂肪，防止脂肪堆积，还能让我们拥有一个健康的肝脏。

脂肪肝的形成与饮食和生活习惯有着密切的关系，预防脂肪肝，喝茶也有讲究。

饭后喝茶易得脂肪肝

这是因为茶叶中含有大量鞣酸，它能与蛋白质合成具有吸敛性的靶酸蛋白质，这种蛋白质能使肠道蠕动减慢，容易使人便秘，增加了有毒物质对肝脏的毒害作用，从而引起脂肪肝。

不同体质的人适合喝不同的茶。燥热体质的人，应喝凉性茶；而虚寒体质者，应喝温性茶。脾胃虚弱的人不宜喝绿茶，因为绿茶属于不发酵茶，茶多酚含量较高，刺激性比较强；而红茶是全发酵茶，刺激性弱，加点奶，还可以起到温胃的作用。

一般来说，晚上不适合喝浓茶，因为茶叶中含有咖啡因，容易使脑神经过于兴奋，而晚上是休息时间，神经过于兴奋可能会在极大程度上影响睡眠的质量，还有可能会引起失眠。因此晚上喝茶要少放茶叶，最好在晚饭后饮用。另外，平时情绪容易激动或比较敏感的人，晚上最好不要喝茶。

都说空腹喝茶不好，很多人不能理解，他们以为早上起床后，大脑反应还比较迟缓，喝杯茶正好能够提神，但现代科学研究表明，我们人体有很多疾病都是因为空腹饮茶引起的，可以说空着肚子喝茶是人体致病的重要原因之一。

因为茶叶中含有咖啡碱，如果在没有吃东西的情况下大量饮用的话，茶水会直接进入脘腹，肠道吸收过多的咖啡碱便会影响肠胃健康，而五脏相连，肝脏自然也会受到伤害。

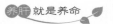

心情靓肝脏好：美丽的心情养出健康的肝

心情和肝脏的关系非常密切。心情不好，精神不振，郁闷烦躁，可能损伤肝脏，影响到肝功能。因此，只有保持心情开朗，不断调整心态，减轻思想负担，才能养出健康的肝。

怒大伤肝，保持肝脏健康切忌动怒

平常总是听人说要保持良好的心情，不要生气。事实上，发怒不仅伤害别人，使人难堪，影响关系，而且伤害自己。脾气不好、容易生气发怒也不仅是单纯的情绪上的波动，对我们的身体健康也极为不利。

中医认为，火气大的人往往就是因为肝火太旺。肝火最早会从哪里反应出来呢？答案是眼睛。有的人眼睛红红的，有时还会肿，甚至疼，总之就是眼睛很不舒服。另外，人变得烦躁，容易发火也跟肝火旺有关系。有的时候会感觉肋骨这个地方串着疼，还有的时候觉得嘴里面发苦。你或许也会觉得这两天口渴，大便干燥，这些都是肝火旺的表现。

中医中的"肝火"可分"虚""实"两种。上面所说的症状都是"实火"，就是肝火炽盛，多因长期精神抑郁，情志不遂，肝气郁结不舒，郁而

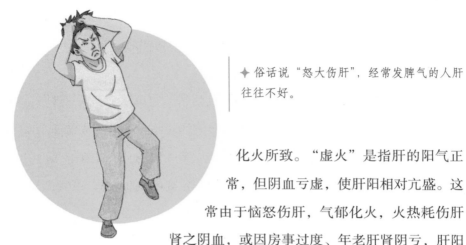

◆ 俗话说"怒大伤肝"，经常发脾气的人肝往往不好。

化火所致。"虚火"是指肝的阳气正常，但阴血亏虚，使肝阳相对亢盛。这常由于恼怒伤肝，气郁化火，火热耗伤肝肾之阴血，或因房事过度、年老肝肾阴亏，肝阳偏亢所致。除出现类似于"实火"的症状外，还有腰膝酸软、头重脚轻等阴虚的表现。

"肝火"容易让人动怒，而发怒对身体的危害非常严重。人在震怒之时，大脑神经高度紧张，肝气横逆，气促胸闷，即平日所谓"气愤填膺"。

从中医学的角度来看，情绪与"肝火"关系极为密切，经常生气发怒必然会刺激肝脏，甚至导致肝脏损害，患上肝炎、肝癌。生气时，血液大量涌向头部，因此血液中的氧气会减少，毒素增多，肝脏的负担会被加重。而且人在生气的时候会分泌一种叫儿茶酚胺的物质，它会作用于人体中枢神经系统，使血糖升高，脂肪酸分解加强，血液中的毒素也会增加，血液流进肝脏以后，肝细胞内的毒素也相应增加。

爱发怒的人患心脏病的死亡率，比少发怒的人要高五倍。古人所著的医书中也认为因怒气伤肝而发生的疾病有 30 多种。因此，必须学会制怒。

快要发火时，可以赶快离开现场，到别处走走；或转移视线，不看使你生气的对方；或默默背诵一两句名人制怒格言，如"发怒是用别人的错误惩罚自己""愤怒以愚蠢开始，以后悔告终"等，想想生气于事无补，对身体不利，犯不着；或张口长长地呼出胸口之气，使自己平静下来。总之，我们必须学会自主调节情绪，用宽容、平和的心态对待周遭的人和事，积极应对人生逆境困苦。

养成良好的起居习惯能有效控制不良情绪。中医认为，晚间 11 点到次日凌晨 3 点是肝脏工作的时间，如果这个时间不睡觉，肝脏无法按时工作，负荷就会加重，久而久之，便会受到损伤。有人以为只要睡够 8 小时就行，况且晚上睡不够白天还可以补，于是晚上一定要嗨到 12 点，其实把握好睡眠时间才是关键。

经常爱发怒的人，还要适当吃点清肝火的药物。多吃点蛋、奶、鸡、鸭、鱼、虾及精肉等蛋白类食物，白萝卜、油菜、芹菜等富含维生素的蔬菜对肝脏的养护也有帮助，多吃新鲜水果，或者把水果榨成果汁，酸奶、玉米汁等对肝脏也有益，而烟酒就要尽量控制。

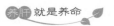 比车、比房、比票子，不如比比谁更健康

稍微留心就会发现当下社会上一种奇怪的现象，那就是攀比。有些家长、同事或周围人喜欢和别人攀比，比成绩、比相貌、比吃的、比穿的、比车子、比房子、比票子、比牌子、比权力、比派头、比享受……比不过，就会心生妒忌，变得烦躁忧郁，苦不堪言。

俗话说，人比人气死人。生活中让我们感到不安的，往往不是我们自己，而是觉得别人比自己好。本来竞争无处不在，它是所有事情发展的动力所在，然而如今绝大多数都演变成了攀比。盲目与别人攀比对身体有害无益，心烦气躁、抑郁伤心又会损伤肝脏，成为肝脏疾病的主要诱因。

在周围朋友的"光环"下黯然神伤的人群，肝脏极易生病。每天与周围

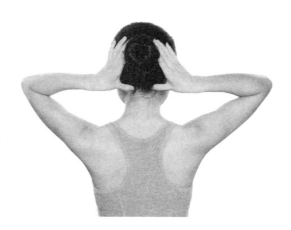

✦ 感到焦虑、心烦气躁时不妨按按风池穴，该穴位于后发际上1寸的地方。每次按摩时，用双手用力拿捏风池穴，一次10～20下，以有酸胀感为宜。

的人比这比那，如果发现自己不如别人，就会产生压力。长期压力会影响体内气血循环，为疾病埋下伏笔。有关研究表明，大部分有心理压力的人，都有肝气郁结的情况，肝气瘀阻则说明肝功能受到损伤。另外，长期精神紧张和心理状态不佳的人，体内的肾上腺素、多巴胺和胰岛素等激素分泌明显高于正常人。这些激素的失调又说明肝脏可能出现问题，因为肝脏具有调节激素的功能。

正确对比，比出健康

生活在社会中，人与人之间不可能不比较。比就要客观地比，正确地比。比车、比房、比钱，比出怨气、怒气，比出疾病。人生过来过去也就三万来天，真不如比一比谁健康，谁活得长。

盲目攀比会给自己的平静思想造成混乱和迷茫，甚至不得安宁。羡慕别人，也是自讨苦吃，代价往往是失去自己。不去羡慕别人，你的日子就会变得悠然平静，从容不迫，不受外界的干扰。不去羡慕别人，你才会找到自己的生活，完成你自己的事业，达到你自己的目标，过好你自己的日子。

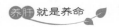

我们每个人都是独一无二的，正如世界上没有两片完全相同的树叶一样，我们每个人都有自己生活的天地，不可能和另一个人处于一样的状态，所以我们要在自己的空间过自己的日子，掌控自己的思想。没必要和另一个人进行比较，就算要比，也要客观地比，正确地比。比车、比房、比钱，没有任何意义，人生过来过去就这三万来天，真不如比一比谁健康，谁活得长。

拿得起、放得下，不让肝"憋屈"

人生不会万事如意，生活本来也是酸甜苦辣，五味杂陈。人要拿得起、放得下，拖泥带水容易闹病。

眼下快节奏的社会，人心浮躁，各种各样的诱惑充斥着人们的视野，人们的欲望也越来越多。生活中总想吃好的，穿好的，住好的；工作中也渴望获得晋升机会，希望自己的努力得到认同……如果这些愿望得不到满足，人就会烦恼焦虑，甚至愤怒沮丧。然而，这些情绪不但不会改变现实，反而会伤害自己，俗话说，"气伤胃，怒伤肝，悲伤心"。

心宽才能体健

人都有欲望。有欲望是好事，但想要的太多，实现不了的时候，就会烦恼。长期烦恼会压制住肝气，让肝气不顺畅，气血不通，"不通则痛"，各种疾病紧接着就会出现。所以，做人放宽心，心宽才能体健。

人都有欲望。有欲望是好事，因为欲望可以产生动力，激励人们不断向前，努力奋斗。然而，想要的太多，或者想法不切实际，根本无法实现的时候，人们就会烦恼，从中医上讲，长期烦恼会压制住肝气，让肝气不顺畅，气血不通，"不通则痛"，心痛身体更痛，各种疾病紧接着就会出现。所以，做人放宽心，心宽才能体健。

不知道你有没有发现，树木总喜欢往高处长，因为这样枝条才能舒展，树看起来才有生机。肝气本来也是向上升发的，如果不能正常升发，郁结在身体某个地方，心情不舒坦，肝脏也"憋屈"。想要肝舒坦，就要保持平和的心态，拿得起、放得下，想得开、看得开。在如今这个浮躁、烦恼流行的社会，如果能保持平和的心态，那就掌握了获得健康、拥有幸福的金钥匙。

做人总会有烦恼的时候，许多人的烦恼并不是由多大的事情引起，而往往是对身边的一些琐事太过"较真儿"。别把什么都当回事儿，对那些鸡毛蒜皮的小事儿也不要总挂在心上；不要总为一点儿小事着急上火，大吵大闹，伤和气也伤身体。

"生活就像一团麻"，人们总会遇到各种各样的矛盾。人生在世，短短几十年，想得开要活着，想不开也要活着，我们为什么不想开点儿，开开心心地过呢？况且开心快乐的时候身体也不遭罪。

🌸 生闷气很伤肝，不良情绪要及时释放

快节奏的生活，让现代人越来越像上了发条的机器，时时刻刻都在抢时间、赶进度，不顺心、不如意不能统统发泄出来，只好闷在心里，最后憋出了毛病。

人人都知道生气不好，可又有谁能做到不生气呢？家长里短、油盐酱醋、鸡毛蒜皮、酸甜苦辣、磕磕碰碰、人情冷暖，所有的大事小情都有可能会让我们气不打一处来，可是生气有用么？闲来生气，斤斤计较，非但解决不了问题，反而使人难堪，影响关系，甚至耗损身体元气。正所谓"百病生

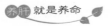

于气"，说的就是生气会导致多种疾病。

生活中，一些性格比较内向的人爱生闷气，他们生气并不都是因为遇到不幸的事、不如意的事，更多的时候是他们自己不想告诉别人，不愿意向人倾诉，选择憋在心里，从而陷入焦虑、苦闷之中不能自拔。

大家都知道发脾气伤肝，其实生闷气对肝的危害也是不小的，确切地说伤害更大。发脾气就像雷阵雨，又打雷又闪电，看似很猛烈，其实很快就停了。而生闷气却像淅淅沥沥的小雨，整天下个不停，一直纠缠着我们。女性最常见的乳腺方面的疾病就是因为爱生闷气，伤害肝脏，而乳房又是肝经的必经之路，肝气郁结，郁久化火，乳房还会胀痛。

其实，人体就像是纵横交错的高速公路连接着脏腑和器官，人的情绪、思维、消化系统就好比其中一条一条的通道，只有各个通道畅通无阻，人才不会感到不舒服。如果哪条通道的废物没有及时排出，堆积在通道内就像堵车了一样。这时就需要疏通一下。

> **忍着不哭，就相当于给肝下毒**
>
> 无论是痛哭流涕，还是喜极而泣，流眼泪都是一件对身体有好处的事情。当情绪受到刺激时，人体会分泌不能马上被分解掉的毒素，这些毒素可以通过眼泪排泄出来。忍着不哭，相当于把这些毒素拦在身体里，它们便会跟随血液流遍全身。

肝脏就是疏通各个通道的人体器官。中医上讲，肝主疏泄，主要负责疏通气血。气"顺"了，人的心情自然就会舒畅。有些人生气的时候不想法发泄出去，而是闷声不响，把气闷在心里，时间久了，气血瘀滞在身体里会形成结块，人可能会感觉胸口憋闷，好像有块儿石头压住了似的。其实，这就是闷气没有及时疏泄掉。

可是，怎么做能少生闷气呢？

人的感情无论怎样压抑，最终都要通过各种途径宣泄出去。因此，生气的时候，我们要想办法解决。

首先，应找出使自己生闷气的原因：是什么事使我们这样？为什么它会使我们这样？可以用写日记的方式把事情的经过和自己的想法整理一下。如果实在愤懑不平，可以找两三个自己最信任的朋友倾诉一下，或者找心理咨询师谈一谈，倾诉一下心里的苦闷。另外，做一些放松活动，如瑜伽、太极，或者去做一些自己喜欢的事情，到户外去呼吸呼吸新鲜空气，唱唱歌，笑一笑，把心里的事丢掉。

眼泪是排毒养肝的良方，流流眼泪也无妨

有些"林妹妹"整天哭哭啼啼，遇上大事小事总得哭一场；而有些"女强人"却拼命忍着，觉得不哭才够坚强，哭花了脸多没面子。

谁说眼泪是女性的专利？谁说男儿有泪不轻弹？眼泪有多少好处，恐怕你都不知道。俄罗斯有位心理医生说过，流眼泪是缓解精神负担最有效的"良方"。它还可以排毒，是养肝护肝的天然法宝，所以，想哭的时候不要憋着，大大方方哭出来吧。

是不是觉得哭过之后，心里舒坦了很多？这是因为眼泪把肚子里的"气"给发了出来。其实，气不顺时最伤肝。人体新陈代谢所需能量有赖于肝气的传输，肝气充足，推动力才足，能量才能被送到全身各处。如果肝气郁结，输布失常，就会成为体内一种多余的气，堆积久了，就会转化为火，也就是中医所说的"肝火"。这种气也因为脱离正常的运行轨道而在体内横

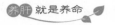

冲直撞，造成身体不同程度的伤痛。因此，从某种程度上说，发脾气并不是一件坏事，正好可以把这种气宣泄出去。

从根本上说，这种气的运行要受肝脏的控制，肝脏疏泄功能正常，它就能在体内周而复始地运行，把血液输送到全身各处。而它运行紊乱就说明肝脏功能已经受损。

眼泪正好可以把这种运行紊乱的气带出身体，减少肝脏的负担，所以有人说，流眼泪也是一种养肝的方法。

如果有悲痛委屈的事能够哭出来，千万不要硬憋着。因为这样可以将体内郁结的肝气及时疏解。"肝之液为泪"，流眼泪就像上天赐予我们每个人的自然解毒疗法，它可以迅速化解肝毒。或许，女人平均寿命之所以比男人长，就是因为男人总喜欢憋着，而女人则能及时把毒素排出来。

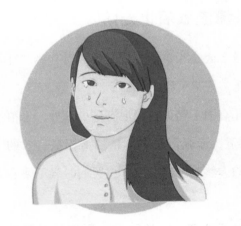

✦ 想哭的时候别忍着，痛痛快快地哭出来吧。

可以说，眼泪对人体最大的好处在于，能够帮助人体排出某些毒素。我们知道，眼泪的形成除泪腺外，还需要其他几十种腺体的参与。因此眼泪的成分相当复杂。强烈的情绪刺激能使眼泪中含有对人体有害的毒素，人体内一个神经元与另一个神经元之间，传递兴奋要靠一种媒介——中枢递质来完成。如果这种中枢递质过多，会引起过多的神经冲动。为此，体内要产生一种相应的酶来分解过多的中枢递质。一旦中枢递质过多，分解酶又不能全部分解，就要靠眼泪来把它排出体外，如果不能顺利排出体外，眼泪中这些过多的中枢递质对人有害，使溃疡病和肠炎发病率升高。所以，如果你忍着不哭，就相当于给肝下毒。

可以说，无论是痛哭流涕，还是喜极而泣，流眼泪都是一件对身体有好处的事情。如果你遇到了无法解决的难题，不要太过于难为自己，实在承受不了的时候就大哭一通吧，别怕丢人也不要吓到别人。

但是，哭也会消耗大量的气血，因为浊气不会自行排出，调动大量气血才能把它赶出去。所以，有时候哭得太久会感到疲惫困倦，记忆力减退，注意力不集中，甚至降低免疫力，还是要"见好就收"。而如果你总是无法控制悲伤的情绪，一哭就没完，那么你就需要冷静下来，客观地面对现实。

🌿 饭后闭目养神，给肝脏解压

忙了一整天，满脑子都是报表、数据，心烦意乱的，脑子不想再转，可又不知道为什么总也停不下来，怎么办？快来试试闭目养神吧。

闭目养神是我国民间一种调养精神的简单有效的方法。中医学认为，神气对身心健康关系重大。神的充耗关系到人的壮老，神的得失也关系到人的昌亡。所以，闭目养神就是要养住五脏六腑的精气。

"目"是人的灵窍，是心灵的窗户，人体五脏六腑的精气都上注于目。闭目养神时要注意做到全身放松，顺其自然，这样才能使全身经络疏通、气血流畅。

劳逸结合使养肝护肝收到意想不到的效果，在合适的时候休息，给肝脏

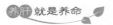

解压，无疑对肝脏有好处。

俗话说，"饭后百步走，活到九十九"，其实，这是不对的。在晚饭后这段时间内，身体内的血液大都集中在消化道进行食物消化活动，如果在这个时候，再做其他运动，就会使血液分流到全身各处，从而使流入肝脏的血流量减少。如果肝脏供血量不足，人体正常的新陈代谢活动就无法正常进行，导致肝脏不同程度地受到伤害。

饭后闭目静坐，能为肝脏供给更多的血液，为肝细胞提供充足的氧和营养成分，对肝脏大有益处。对于已经患有肝病的人来说，这是一种简单而有效的护肝方法，因此，一定要养成饭后闭目养神的好习惯。

闭目养神，可以在工作、学习间隙进行，也可选一安静处闭目独坐，排除一切外界干扰，放松思想感情，使大脑处于静止状态，无所思念，无所顾虑，安心养神。不要小看这闭目的几分钟，它可使你快速"充电"，获得能量。

> **闭目几分钟，就能获得能量**
>
> 闭目养神，可以在工作、学习间隙进行，也可选一安静处闭目独坐，排除一切外界干扰，放松思想感情，使大脑处于静止状态，无所思念，无所顾虑，安心养神。不要小看这闭目的几分钟，它可使你快速"充电"，获得能量。

晚上睡不着觉时，最好的选择是"闭目养神"，以静其心，而不是选择读书、看报。在"闭目养神"的同时，如能再配合着练眼功，则能很好地改善头晕眼花、视物模糊、眼睛干涩、眼肌疲劳等症状。

具体做法是：轻闭双眼，用两大拇指在眼内角向外擦24次，或用两手四指并拢，以指面在两目上向外轻轻转摩 24 次，再向内转摩 24 次。

经常闭目养神的习惯是我们所有习惯中最轻松、最易做到的。无论在公司，还是在家里，当你在累了的时候或是午休的时候，你随时可以闭上眼睛，养养神。这同样是一种很好的休息方法。

怡神养神，保持平和的心态

精、气、神是中医所说的人身三宝。神是生命的主宰，因为人体新陈代谢的过程中，各种生理功能都需要神的调节，而神非常容易耗伤而受损。神不养，心难安，心不安，身不安，神和身是密不可分的。养神又要以"静神"为首务，只有神志安静，心神宁静无杂念，心神合一，才能"病从安来"。因而，养神就显得尤为重要。把神养好了，不仅有助于预防多种疾病的发生，更是掌握了养生长寿的法宝，中医中也有"神强则多寿"的说法。

中医学上讲"肝藏魂"，魂和神都依附于血。心主血，心能藏神；肝藏血，肝能藏魂。可见，养神与养肝有着密不可分的关系。如果肝血不足，魂就没有物质基础；如果神不能定，就会伤体伤肝。而保持乐观开朗的心态，体内气血才能正常运行，也间接地达到了养肝的目的。

生活不可能一帆风顺，遇到烦恼时以怎样的心态来对待不仅决定了生活的质量，还决定了身体的健康。生活有规律，排除杂念，无思无虑，都是简单的养神方法。再进一步讲，养生养性需要不断地自我充实，陶冶情操，以豁达的胸怀包容生活中的烦心事，让自己内心强大，这是保持良好心境、精神爽朗、健康无病的更高要求。

在我们的日常生活中，养神的方法很多。

最好的养神办法是休眠养神，保证每天足够的睡眠。休眠养神就是通过

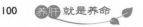

睡觉让大脑得到休息，同时减少身体内各部位的神经、关节韧带、肌肉和器官的负担，达到积蓄精力、复苏体质的目的。日常生活中应该劳逸结合，保证每天 8 小时的睡眠时间。

养神一定要心定神怡，排除各种杂念，以便使真气顺畅，精神守于内，使身体健康无疾。养成理智和冷静的态度，凡事从容对待，冷静思考，学会"处变不惊"，泰然处之。人们只有改善并及时排遣忧患，才能保证安心养神。古人的一些"排遣"方法，至今仍有借鉴作用。"塞翁失马，安知非福"的典故，就是告诫人们，世事皆有隐忧，如意处常有大不如意之变，要辩证地看到事物的两面性。

通过娱乐活动调动那些不常运作的神经，调动各路神经的积极性，达到养神的目的。娱乐活动的内容非常丰富，如下棋、垂钓、跳舞、听音乐、看表演等，我们应该根据自己的兴趣和爱好选择适合自己的活动。肝病患者适合选择这种方式颐养身心，逐渐恢复肝脏健康。

生活中适时节制感情和忍怒宽容是修养高雅的表现，也是重要的保健之道。此外，忍气养神的另一层意思就是以心治神，心病还得心药医。人要随时调节情绪，切勿独思苦想和愤怒不平，否则会影响健康和损寿。

在日常生活中，有意识地避开那些让自己身心不愉快的事情，不计较鸡毛蒜皮的是非，不计较没有意义的事情，让心情平静下来，也是一种养神方法。

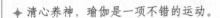

✦ 清心养神，瑜伽是一项不错的运动。

第三章

养肝·动

运动是最健康的养肝方式

养肝有两种特效药——运动疗法和穴位疗法。生命在于运动，经常运动能预防很多疾病，比如肝病。但选择适合自己的项目，坚持下来，才能见成效。穴位是人体的宝贵财富，学会穴位按摩，肝不痛了，身体自然就变好了。

运动养肝：不住院，不花钱，动动手脚就能养好肝

生命在于运动，运动是最好的护肝方法。对于肝病患者而言，选择适合自己的项目非常重要，散步、慢跑、深呼吸、太极拳，都是不错的选择。伸懒腰、咽唾液、梳头、搓耳等小动作亦可收到养肝良效。

肝病患者运动时应遵循这些原则

目前，肝病已经成为严重危害人类健康的一种疾病。尽管如此，肝病也不是多么可怕的病，治疗起来也没有多少困难。只要从饮食、日常生活习惯等方面谨慎调理，相信大多数患者的病情还是可以得到控制和改善的。

俗话说，生命在于运动，生了病更应该适当运动。运动可以促进新陈代谢、增强身体免疫能力，因此，无论男女老少，运动都可增进健康，预防疾病。同时，运动可以帮助人们驱除忧郁，保持愉悦的心境。只是作为病人，本身就比较容易感到疲劳，运动的时候一定要根据自身的病情发展和身体状况适度运动。总的来说，肝病患者在运动的时候应该遵循如下原则：

首先，根据患者自己的爱好和身体状况选择一些比较平和的运动项目，如散步、慢跑、太极拳、羽毛球等。为了避免给身体造成过大负担，在运动

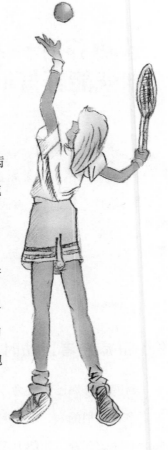

✦ 打羽毛球是一项很好的运动，它能够锻炼到全身各个器官，但对身体较弱的人来说，一定要循序渐进。

过程中可以多休息几次。如果在运动过程中疾病发作，出现肝功能异常的情况，就必须相应地减少运动量；如果症状加重，则要停止运动，卧床休息，以增加肝脏的血流量，促进肝细胞的修复。

其次，不管选择哪种运动，都要懂得循序渐进。活动的强度、方法、时间的长短都应遵循从少到多的原则。当身体适应每天 30 分钟的运动之后，可以适当增加运动的时间和强度，如多跑10 分钟或多跑 1 千米，或由投篮练习改成打半场等等，以期增进健康。值得注意的是，当找到一个合适的运动量后，就要坚持这个标准进行，最好不要忽多忽少。

同时，每次运动的时候也要循序渐进。运动之前先热热身，伸一伸胳膊，压一压腿，扭一扭腰。先做几分钟的准备活动其实非常有必要，尤其对于不经常运动的人来说。如果一开始运动就像百米冲刺一样，很容易拉伤筋骨，这样旧病未愈，又添新伤，何苦呢？开始运动之后也要慢慢加大强度，在运动快要结束的时候，再做 10 分钟左右的恢复运动，特别是在较强的运动量之后不要马上停下来。

再次，运动要选择适当的时机。肝病患者往往比较敏感，天气骤变就会着凉感冒。因此运动的时候要注意季节、气候的变化，适当加减衣物。

我们发现很多人喜欢在早上锻炼身体。实际上，傍晚和睡前的锻炼对于身体的益处更大。根据人体生理学原理，人在傍晚的时候，体力、肢体反应敏感度、动作的协调性和准确性，以及适应能力都处于最佳状态，体内的血糖也最高，因此，每天在这个时候进行 30 分钟的锻炼，对于疾病的恢复大有好处。

最后，运动要持之以恒。保证每天有一定的时间进行运动锻炼，时间安排要固定，即便是见缝插针，利用工作间隙进行运动也是可行的。每天累积至少 30 分钟的运动，不管是慢跑、快走，还是游泳、打球，都可以有效预防疾病。运动不嫌时间短，累积下来也可达到预防疾病的效果。比如下班回家可以提前一站下车，边走路边锻炼。又或者多走一层楼梯，既活动了筋骨，又联络了邻居之间的感情。没有运动习惯的人可以从短时间的运动开始，例如一次快走 3 分钟，每天三次，等到身体渐渐适应以后，再增加到一次 5 分钟或是增加到每天 5 次。另外，选择多种多样的运动方式，人也不会厌烦，运动的习惯也比较容易保持下来。但不管哪一类运动，切忌时间太长或太过激烈，由于劳累对于肝病的恢复十分不利，因此肝病患者，要以运动后不感到疲劳为度选择适合自己的运动方式。

肝病患者运动前后的注意事项

我们知道，运动疗法对于肝病的康复是很重要的，那么，肝病患者运动前后应该注意些什么呢？他们在饮食方面都有哪些注意事项？这些都是肝病患者十分关心的问题。

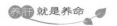

由于肝病患者进行运动大多是在户外，所以选择什么样的天气就变得十分重要了。虽然我们提倡运动要持之以恒、坚持不懈，但是有的时候天气状况不允许外出活动，那我们就不要勉强运动了。否则，不但锻炼不了身体，还可能一不小心生出新的病来，这将不利于肝病的康复。专家建议，肝病患者最好在风和日丽的天气出来运动，尽量不要在狂风大作、大雨倾盆、鹅毛大雪的日子出来。由于肝病患者的身体本来就比正常人虚弱，抵抗力也差，如果在这种恶劣的环境下勉强锻炼，很有可能会受凉感冒，他们的状况更是雪上加霜。

肝病患者每天适当地运动，对于病情的稳定很有帮助。在运动前后也要注意饮食保健，那么在饮食上有哪些注意事项呢？

别吃太饱，但也不能饿着肚子。

吃太多，消化系统就会很忙，这时，血液就会流到消化道支援。如果人们在这个时候也开始运动的话，血液又得流到运动系统中，维持肢体活动。由于体内的血液量是有限的，流到运动系统的多了，消化系统的自然就少了，消化功能随之减弱。因此，吃太饱去运动的话会影响消化吸收。如果太饿的时候去运动，体内血糖过低，容易出现低血糖反应，肝脏需要分解更多的肝糖原，无疑会增加肝脏负担。专家建议，可以在运动前半小时左右稍微补充一些食物，比如：高纤饼干、葡萄干、新鲜的水果等，但不必太多。

大汗淋漓，别忘记补水。

运动的时候难免出汗，人体内水分消耗太快，如果不能及时补回来，身体就会缺水。因此专家建议，在运动过程中每隔20分钟喝半杯或一杯水，可以帮助我们保持充沛的体力。如果运动时间超过1小时，也可以选用运动员保健饮料。只是含有咖啡因、果糖或二氧化碳的饮料或汽水并不是运动时的理想选择。

肚子空空？那也别马上吃东西。

运动后马上吃东西会影响食物的消化吸收，久而久之还可能引起消化不良，甚至患上慢性胃炎等肠胃疾病。因为人体在运动的时候，大量血液分布在运动系统，消化系统的血液减少，胃肠蠕动减慢，消化液分泌减少。即便停止运动，也不能马上恢复到正常状态。而运动过后大约 1 小时，血液循环渐趋平稳，适当吃一些东西可以帮助我们尽快恢复身体能量。

不喝冷饮不洗澡。

运动后不宜马上喝冷饮，因为在运动的时候，人体慢慢变热，体温渐渐升高，消化道表面的温度也会迅速上升，强冷的刺激会使胃肠道血管收缩，减少腺体分泌，进而造成食欲锐减、消化不良，不利于肝脏的修复。

运动后如果出汗较多，不宜马上洗澡，即便是热水浴也不好。因为运动后，皮肤血管处于显著扩张状态，血压降低，如果用凉水冲澡，会使皮肤血管收缩，同时也会使血压升高，心血管负荷加重。冲热水澡也会刺激身体，导致皮肤血管进一步扩张，血压更低，甚至引起脑缺血。

了解肝病患者在运动前后的注意事项，做好防范，能够防止旧病复发，也有利于病情的稳定和改善。

散步，防治肝病的最佳运动

人类花了 300 万年的时间从猿进化成为能够站着走路的人。可以说，人的整个身体结构在这个时候是最适合步行的。有一种说法——最好的运动是步行，是很有道理的。心、肝、肾等脏器功能比较虚弱的人，并不适合跑步、爬山等强度较大的运动，因为跑步会加重他们自身血氧供应不足的状

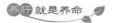

况。相比之下，散步要安全一些，每跨出一步脚底所受的冲击只有跑步的1/3左右，既不会增加人体的代谢，也不会加重肝脏的负担，可以说，散步是最适合保养肝脏的一项运动。

散步，就是随便走走，没有什么约束，随心所欲，既可以放松身心，又可以接触大自然，因此，散步也能"散心"。

散步的时候，运动量虽然不大，效果却非常明显，并且不管年龄大小，体质强弱，也不管是男是女，在什么地方都能做。作为人们平常放松心情的一项运动，散步可以让大脑皮质的兴奋、抑制与调节过程得到改善，从而收到放松心情、镇定情绪、舒缓疲劳、清醒头脑的功效，因此很多人都喜欢用散步来调节精神。一般精神舒畅的人，肝功能也不错。人们常说"饭后百步走，能活九十九"，说明饭后散步具有重要的保健作用，它将有助于消化系统的血液循环，增加胃肠蠕动，有效提高肠胃对于食物的消化和吸收能力，因为人体呼吸伴随腹部肌肉的收缩而稍稍加急，膈肌上下运动加强，腹壁肌肉运动并对胃肠也有一定的按摩作用。在散步的时候，肺的通气量要比平时增加1倍还多，因此适当的散步有利于呼吸系统功能的改善。另外，散步作为一种全身性的运动，可以把全身大部分肌肉、关节、筋骨动员起来，从而使人体的代谢活动增强，

✦ 散步是一项老少皆宜的运动，散步的同时也在"散心"。

血流通畅，肌肉发达，进而减少患动脉硬化的可能性。

还有人把散步当作一种兴趣爱好，即使年纪已经不小了，仍然坚持每天兴致勃勃地去公园散步。由此，散步也是一种生活的境界。

在夏天，天气比较炎热，人的心情、情绪也会受到影响，容易上火，常常表现得很烦躁，遇到一点点小事就生气动怒，而这个时候适当的运动可以有效疏解人们的心理压力，消除不良的情绪刺激，减轻肝脏的负担，对于肝脏无疑具有很好的保健作用。但是在进行体育锻炼的时候一定要多加注意。倘若运动方式不合适，很容易中暑，这样也就适得其反，非但很难达到强身健体的效果，还会使身体受到伤害。具体而言，不适当的运动会使人体大量出汗，从而使得体内水分流失，电解质的分解出现紊乱，造成能量大量消耗，最终造成肝脏藏血不足，影响肝细胞的营养滋润，进而导致肝组织受损，人体抵抗力也会跟着有所下降。所以在进行体育锻炼的时候，应结合自己的身体状况，最好多做一些适当的散步活动。

散步对于一些肝病患者来说，也是一项不错的运动。肝病患者一定要调整好自己的身体，切不可掉以轻心，要注意将日常饮食调养与运动结合起来。肝病患者如果能在饭后散步，还能对肝病起到很好的辅助治疗作用。另外，如果能进行适当的身体锻炼，做一些力所能及的运动，也将更有利于肝脏的康复。

为了健康，散步也要遵循一定的原则。

首先，最好在最佳的时间展开运动。通常来说，散步的最佳时间是在晚饭1小时以后。肝病患者，尤其是肝功能异常的患者，身体的承受能力和抵抗力一般比正常人差，非常容易疲惫。一个正常人在高温状态下运动，都有可能会中暑，更不用说肝脏比较虚弱的病人了。所以，为了避免病情的加重，肝病患者要尽量避免在阳光强烈的时候散步。一天之内，晚饭1小时后

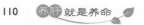

是最适合散步的时间，因为 8 ~ 18 点，太阳还很强烈，温度也比较高，不适合锻炼。而晚饭后 1 小时，大概在 19 ~ 21 点，人体的各项机能处于比较平稳的状态，全身血液分配均衡，最适合散步。

其次，运动强度因人而异。但总体原则是最好每次运动完之后稍微出点儿汗但又不会感到疲惫为度。在锻炼过程中，如果感到肝脏周围发胀，而且有疼痛的感觉，或者全身没有力气，不舒服，最好停止运动，平卧休息，这样做有利于增加肝脏的血流量，从而减轻肝脏的负担。运动后如果感觉想吃东西，心情也很愉快、无力的感觉有所减轻，说明肝功能得到改善，也可以在这个基础上量力而行，增加活动量。

吃完饭后不要立即运动

值得注意的是，饭后不要立即运动，否则容易胃下垂，这也得不偿失。吃完饭后静坐休息至少 30 分钟再去散步，对于肝脏的保养尤其是对有肝病的人来说是非常有必要的。

对于一些病情时轻时重的患者，在病情稍有好转，医生又允许他们活动的时候，应适当安排时间散步，并随时根据病情适宜地调整散步的时间和速度。因为一般情况下肝病的病程较长，很多患者担心病情恶化而惶惶不安，甚至对于疾病能不能康复缺乏信心。这种心理情绪，对治疗非常不利。因此，家人或者朋友最好能够每天陪伴患者一起散步，通过感情的交流，疏解患者心中郁积的不良情绪，减轻肝脏负担。

不少慢性肝病患者，感觉口干舌燥、心烦易怒，尤其是手心和脚心发烧不舒服，这是久病耗伤、阴虚内热所致，如果能够光着脚散步，特别是在铺有卵石的路面上散步效果更好。这样做，相当于进行了脚底按摩，既能够刺激脚底穴位，又可以起到保肝益阴、舒筋活血的作用。此外，倒行散步是一种好方法，这样做能够让腰椎骨骼、腓肠肌、背阔肌等得到更好的锻炼，从而有效缓解因慢性肝病引起的腰膝酸软。

慢跑，小动作有大疗效

作为当下最流行的有氧代谢运动方法之一，慢跑十分有益身体健康，尤其对于中老年人。随着年龄的增长，身体状况也不像以前那么好了。通过适当的运动增强体质，促进身体健康，已经成为养生的黄金法则。

据我们所知，不是所有人都适合快跑。但慢跑就不一样了，不管男女老少，都可以尝试一下。只是不同的人可以根据自己的身体状况选择不同的运动方案。慢性病患者承受能力较差，适宜强度小、时间短的方案，中老年人、体质较差的人群则比较适合强度小但持续时间长的方案，年轻人或体质较好的人群选择强度稍大、持续时间稍短的运动方案，才能真正达到锻炼的目的。

慢跑是锻炼心脏的好方法，对心血管也大有好处，可以有效预防冠心病、高血压、动脉硬化等常见疾病的发生。坚持慢跑还可以锻炼呼吸功能，增加吸氧量，为我们进行其他运动打好基础。同时，慢跑对于肝脏的养护也具有很大的疗效。

坚持慢跑可以加快身体新陈代谢，增加能量消耗，促进体内多余物质排出体外，有效降低患脂肪肝的概率。通过慢跑，心脏的供血量可以大大提高，血压和心率渐趋稳定，人体的活动能力得到提升。同时，还可以促进肝脏伸缩，提高肝脏活性和抵抗病毒的能力。

适度的慢跑可以抑制紧张激素的分泌，同时释放让人感觉轻松的"内啡肽"，让人精神振奋，心情愉悦。心情好了，就没有抑郁和愤怒，没有悲伤和忧愁，也就无需肝脏来疏泄。

既然慢跑有这么多的好处，那我们在慢跑的过程中应该注意些什么呢？

大多数慢跑者习惯于在早晨训练，其实，一天中最适合运动的时间在 17 点到 18 点之间，因为此时人的体温最高。当然，我们并不是一定要在这个时间做运动。毕竟，对于都市上班族来说，此时正是忙碌的时候，有的正在加班，有的正在匆匆忙忙往家赶，让

最适合慢跑的时间是傍晚

大多数慢跑者习惯于在早晨训练，其实，一天中最适合运动的时间在 17 点到 18 点之间，因为此时人的体温最高。当然，我们并不是一定要在这个时间做运动。如果已经养成了晨练的习惯，坚持下去一定会收获很多，根本没必要改成晚练。

他们在这个时间做运动，非常不现实。这类人群最好能够避开饭前半小时、饭后 1 小时以及睡觉前 1 小时，进行锻炼。如果已经养成了晨练的习惯，坚持下去一定会收获很多，没必要改成晚练。

慢跑的时间够不够取决于自己的实际情况。初跑者或者很长时间没有进行体育锻炼的人群，一开始每次的运动时间最好控制在 10 到 15 分钟之内，中间可以有一个慢走的过程。慢跑的时间可以在一个月内逐步提升到 20 分钟。一般来说，平均每周至少锻炼 3 次，才能让心肺功能逐步提高。"每天都想跑步"，如果这样想，最好也控制在一周 5 次内，因为超过这个范围可能会在不知不觉中堆积骨头和关节的疲劳，还会蓄积心理上的压力。

我们知道，任何事情都是过犹不及，运动量过大当然也会使身

体不舒服。想要知道自己运动量够不够？告诉你一个简单的测量办法：运动一段时间后，如果发现自己经常犯困，睡眠质量也不好，表示你的运动过量了，应该尽早加以调整。

在硬地面上慢跑时每千米两脚要击地数百次，有可能导致足弓下陷、跟腱劳损以及膝部疼痛。所以，在慢跑前我们要做好准备动作，慢跑时应穿合适的鞋与宽松的衣服，跑法要正确，而且需要良好的健康状况和明确的目的。

慢跑要心情放松，身体放松了跑，也要把握好节奏，保持正确的姿势。虽然跑步的动作简单，如果姿势不正确，不但达不到理想的健身效果，还有可能会给身体带来损害。因此在跑步时，全身肌肉要放松，呼吸要深长，缓缓而有节奏，宜用腹部深呼吸，吸气时鼓腹，呼气时收腹。慢跑时步伐要轻快，双臂自然摆动。慢跑的运动量以每天跑 20 ~ 30 分钟为宜，但必须长期坚持方能奏效。

人们在刚开始跑步时，总是喜欢以增加步幅来提高锻炼效果，其实增大步幅只会造成腾空时间长、重心起伏大、落地力量重，这样对人体的震动会增大。在日常走路时，许多人会有"八字脚"，跑步时倘若仍然腿外翻或后翻，那么膝盖与脚尖就不能保持在同一个方向上，这样会加重膝关节的负担，容易造成膝关节等部位的损伤。某些人跑步时甚至喜欢身体左右摇晃，如此只能增加不必要的体力消耗，并且还会影响速度与效果。

跑完千万不要马上停下休息。因为跑步使人体全身上下都得到活动，身体各部位需要慢慢放松下来，建议跑完后漫步几百米，全身彻底放松后，再做一些力所能及的腰、腹、腿、臂的活动，比如慢慢揉捏和敲打腿部和手臂，放松身体肌肉。这个时候做这些运动，可以让局部脂肪消耗得更快。

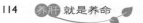 深呼吸，把病气排出体外

生命离不开呼吸，"呼吸是人类最重要的生命活动之一"。虽然我们在离开母体的那一刻开始就已经学会了呼吸，但未必呼吸得正确。有人做过统计，结果证明，城市中有一半以上人的呼吸方式不正确。现代人在办公室里坐久了，缺少运动，容易脑部缺氧，时常有头晕、疲惫、嗜睡等办公室综合征，就是因为呼吸方法不正确。

你知道么？人的肺相当于两个足球场那么大，大多数人一生中对肺的使用率只有大概三分之一。如果能唤醒这部分"沉睡的肺"，将十分有利于人体健康。深呼气可以帮助我们排除紧张情绪，及时将病气从体内排出。

为什么这样说呢？

人体无时无刻不在通过肺吸入氧气，呼出二氧化碳。也正因为如此，呼吸为各脏器提供所需氧分，同时排出肺内残气和其他代谢产物，提高或改善脏器功能。人体有意识的深呼吸，能逐步增大肌肉收缩力，增强肋间肌活力，让胸部、腹部的相关肌肉、器官得到较大幅度的运动，逐步增加气体交换量，增强血液循环，从而较多地吸进氧气，吐出二氧化碳。对于放松情绪、解除疲惫、病气排出都是很有好处的。

竞争日益激烈的当下，人们疲于压力，健康也在一点点消逝。此时尤其需要通过深呼吸排除有害气体，恢复肺的通气功能。

有意识的深呼吸增加了机体的供氧量，让人充满活力。首先，深呼吸可以增加肺部输气量，从而增加血液里的含氧量，促进和加快营养物质的氧化，为人体补充能量。人体获得了足够的能量，疲劳感便会很快消失。其次，当大脑得到充分的营养，便可以自由支配思维和作息的时间，进而能够消除思虑过度和恐惧。再次，深呼吸通过增加血液的含氧量，进一步

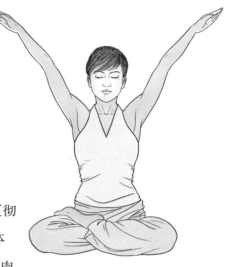

✦ 深呼吸不仅能消除紧张情绪，还能将体内的毒气、病气排出体外，没事儿多做做深呼吸吧。

氧化有机营养的中间产物，使其分解更彻底，从而减少有机营养中间产物在机体里的积累。总之，深呼吸可使所有的肌肉兴奋、使所有的功能增加，从而让衰弱的机体恢复健康，让健康的体魄更有活力。

深呼吸的好处很多人都知道，但容易被人们忽视的是，不生病的时候主动咳嗽几下，也是有效的保健动作，能够促使肺部清洁、保护呼吸道不受损伤、增强免疫力。咳嗽是一种保护性的反射动作，可以清除呼吸道内异物或分泌物，而这些物质往往是引起肺部疾病的主要原因。每天起床后和临睡前，在空气清新处做做深呼吸运动，深吸气时缓慢抬起双臂，然后再主动咳嗽，让气流从口、鼻中喷出，随后再双臂下垂。如此反复 8 ~ 10 遍，尽力将呼吸道内的分泌物排出。

深呼吸要掌握正确的方法。平时我们所理解的深呼吸就是深深地吸气，平常深呼吸到一定程度的时候会不经意地耸起双肩，其实，这样做是不对的，最科学的呼吸方法为："吸——停（屏气 10 ~ 20 秒钟）——呼"，吸气时要"气沉丹田"，也就是说将所有的气息沉在丹田，会感觉到腹部和腰部有膨胀的感觉，然后再尽量以最慢的速度呼出来，尽量地让呼气保持更长。

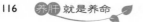

我们平常练习的时候可以用双手按腰，在吸气的时候如果感觉你的手被腰部的力量顶了出去，那就是正确的吸气方法。

无论是防治疾病、强身健体，还是压力来袭、情绪不稳、睡不着觉时，都可以按照以上方法做做深呼吸，深呼吸时要放松，思想要集中，可以用数数的方法帮助你集中精力。

生病的人通常会感觉精力不足，而精力不足又很容易导致疲劳，此时就需要做深深的吸气来补充氧气。先把两手交叉在小腹前呈水平姿势，手掌掌心向上，再吸气，双手缓慢地向上举到下额。然后手掌掌心向下，交叉的双手慢慢放下，并用唇尖呼气，发"f"声10次。

> **深呼吸不宜太过频繁**
>
> 深呼吸不宜太过频繁，因为这毕竟不是正常的呼吸。当然，有一些生病的人经常需要深呼一口气才能接上气。而且深呼吸应该选择在天气暖和、无风、远离马路的地方进行。

吸气之时，身体仰卧、腿蜷曲。再用手臂将膝盖尽量向身体方向拉紧。呼气时，同时伸出双臂和双腿，运动10次。或吸气时双肩抬起，再缓缓地呼气，双肩下垂，或采用双唇闭合法。呼气时双唇轻轻闭合，通过嘴唇的阻力吹出空气，运动10次。也可吸气时仰卧，再屈膝把臀部抬起5秒，在缓慢放下的同时进行吸气，反复做10次。仰卧、屈膝时，往往可以感觉到有一股热气输入背部、腿部、脚部和腹部中，这时再呼气释放，常做可收奇效。

此外，还有一种深呼吸的技巧，可以快速将聚积在体内的病气排出，从而更为有效地防治肝病。先坐在一个没有扶手的椅子上，两脚放平，让大腿和地板平行。坐直身子，手放在大腿前面。然后用鼻子自然地深呼吸，随着腹部的扩张，想象空气充满了腹部。接着在连续的呼吸中，使胸部与肺部完全扩张，这时可以感觉到胸部正在缓慢上升，想象空气在腹部与胸部中间向各个方向扩张。然后再通过鼻子缓慢地呼气。呼出时间比吸入时间要长。最后注意保持节奏舒缓，呼吸时长至少1分钟。此外，掌握好呼吸的深度与完全程度，可以使身体处在良好的放松状态。

◉ 太极拳，动作虽慢，疗效却很快

太极拳是一种身心兼修的体育项目，很早以前就在我国民间流传。练习太极拳不但可以强筋健骨，活动全身肌肉、关节，促进人体新陈代谢，还可以舒经活络，促进气血正常运行，甚至可以调养心神，净化心灵。这些养生功效最终都将有益于肝脏的健康。

太极拳不用力，不用紧绷肌肉，却能易筋洗髓，把筋骨练好。练习太极拳之初，人们的筋骨可能会比较僵硬，反应也可能比较迟钝，但是在轻柔缓慢的节奏操练下，这些都将慢慢消除。就好像新车各部分的零件棱角分明，起初并不能适应彼此，因此都要经过一个磨合期，等到各部位机件磨合好以后，再快开就没有损害了。如果刚开始就开得太快、太猛，零件就会受到损坏。因此，有人认为太极拳是"柔拳"，虽然动作和缓，但迟缓中含有爆发力，灵活中藏有大力量。

随着年龄的增长，人的骨骼会慢慢出现一些老年性的变化，肌肉与韧带的弹性也大不如前了。因此中老年人就怕摔倒，一旦摔倒，轻则骨折，重则中风。而经常练习太极拳对脊柱的形态和组织结构都有良好的作用，可以有效提高脊柱的活动能力，还可以使腰腿得到锻炼，防止摔倒，防止骨折。驼背是典型的老年畸形，是一种衰老的变化。据观察，经常打太极拳，驼背的发生率远比一般人要低。另外，由于骨质中的成骨细胞不够活跃，不能产生骨的蛋白基质，致使骨生成少，吸收多，骨质变松，骨质松就容易产生畸形，关节活动也就不灵活。因此，老年性骨质疏松也是衰老的结果，而太极拳动作连贯、稳健、圆活，能够使周身骨骼节节贯串，有效改善关节的灵活性。

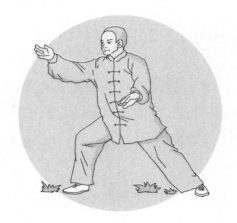

◆ 太极拳是一项特别适合老年人的运动，长期练太极拳的人筋骨都是比较灵活而且有韧性的。

经常在公园见到练习太极拳的老年人，即使大冬天的在户外打拳，不戴手套，锻炼完之后手还是暖暖的。这说明练习太极拳能促进气血运行。太极拳讲究"外练筋骨皮，内练一口气"，就是说，它在锻炼筋骨的同时，也重视内在气血的运行状况。打太极拳，很多动作、姿势要求气向下沉，即所谓"气沉丹田"。深、长、匀、细的呼吸，使腹压不断改变，腹腔内的静脉受到压力会把血液输入右心房，相反，血液就会流回到腹腔。这样，呼吸运动就可以改善血液循环的状况，使气血运行流畅。

如今快节奏的生活、学习、工作都需要有一个健康的身体。健康的身体除了肉体锻炼外，还要注重心态情绪的精神调养，让人拥有健康的头脑、健康的心灵。

生活在复杂的社会环境中，必然要受到来自各方的刺激，心态就会有波动。中医学认为，当人体的"七情"变化太过时，就会伤害五脏的生理功能：过喜伤心，过怒伤肝，过忧伤脾，过悲伤肺，过恐伤肾。气机紊乱，功能失调，最终，疾病就会发生。太极拳就是一项可以让浮躁的心沉静下来的运动。

长期进行太极拳练习，可以使心态放松，心神情绪平衡。从而加强人体心理的调节能力，提高人体心理的控制能力。因此，在应对外界事物的变化刺激时，"七情"的变化不致太过。这样，肝脏也就免除精神刺激的损伤，也阻断了不良精神因素的影响。因此，通过长期的太极拳锻炼，肝脏的生理功能也会得到促进。

打太极可以防驼背

经常练习太极拳可以提高脊柱的活动能力，还可以使腰腿得到锻炼，防止摔倒骨折、防止驼背，据观察，经常打太极拳，驼背的发生率远比一般人要低。

此外，打太极拳也是改善肝脏功能的良好方法，因为太极拳的呼吸方式还可以给肝脏以有规律性的按摩作用，能够消除肝脏瘀血。所以经常练习太极拳，能有效预防各种肝脏疾病。

上班族养肝护肝应这样做

工作压力大、生活不规律、饮食太油腻、烟酒无节制，统统让肝脏很受伤。肝血不足，肝气瘀阻，肝火过旺，肝阳上亢，一大堆肝脏问题不知不觉缠上身。

有人说，肝脏是"沉默的器官"，它不像肠胃，吃少了会饿，吃

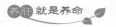

多了又会撑，吃错了还会上吐下泻；也不像肺脏，快跑几步都要气喘吁吁；更不像心脏，芝麻点儿小事就会心烦意乱；更不像大脑，动不动就头痛脑热。肝脏只知道不停地工作，即使出了毛病也不吱一声儿。等到肝炎、肝硬化等肝病症状出现时，病情已相当严重。

其实，只要你够细心的话，就会发现，虽然肝脏经常"沉默不语"，但它也会发出一些"报警信号"。食欲不佳、反胃恶心，不是"老胃病"；全身乏力、失眠多梦，不是多睡觉就能好的；急躁焦虑，总想发火，也不是因为脾气变大了。这些都是肝脏出问题的征兆。因此，肝一点也不沉默。

对于现代上班族来讲，熬夜加班、抽烟喝酒……不良生活习惯一直让肝脏遭罪。因此，在日常生活中，我们应该学会一些养护肝脏的知识，让肝脏恢复健康。

爱眼护眼这样做

上班族整天对着电脑，伤害最大的恐怕就是眼睛了。从早上上班开始眼睛就盯着电脑，酸到不行，也舍不得离开座位；干燥的空调房内，电脑的辐射伤害，或许还可以加上隐形眼镜等，使得眼睛干干涩涩的，有时候会发酸，甚至看不清东西。

中医学认为，眼睛跟肝脏密切相关。眼睛的健康取决于肝脏，肝血充盈，眼睛才可以得到滋养。用眼过度，会消耗肝血，肝血消耗太多，肝脏就不得不不停地工作，产生肝血。日积月累，肝脏的健康便会受到威胁。因此，上班族养肝护肝首先要懂得保护眼睛。

那么，养肝护眼要怎么做呢？

常做眼保健操。在电脑前工作 20 ～ 30 分钟，做做眼保健操，放松休息一下。或者用双手轻捂眼睛，静心闭目 30 秒后，睁开眼睛，眨巴几次。每天做 3 ～ 5 次就可以使眼睛得到放松。

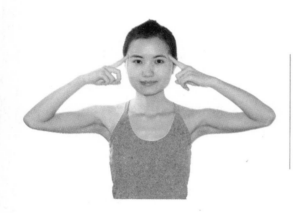

✦ 眼睛疲劳经常按按四白穴。四白穴位于瞳孔下方约1寸的凹陷处，左右各一，按压时会有疼痛感。按摩时双手食指指端向下按压，并做圆状按摩。

按摩眼睛周围要穴。用手指按揉眼部周围穴位，直到有酸胀的感觉，能够加速眼周的血液循环，放松眼部肌肉。通过对眼部周围穴位的按摩，使眼内气血通畅，从而改善神经营养，可以达到消除睫状肌紧张或痉挛的目的。

流泪也可以排毒。与不爱哭的男人相比，女人寿命更长，这与流眼泪不无关系。中医认为，同汗液和尿液一样，眼泪也可以排毒，因为眼泪里面确实有一些对身体有害的生化毒素。所以，委屈难受的时候别憋着，痛痛快快哭出来对身体有好处。

加强运动好处多

如今的上班族，特别是有车族和长期坐办公室的人员，从上班开始，在座位上一坐就是一整天，中间恐怕就只有去洗手间或者泡咖啡的时候才会稍微活动一下筋骨。他们的运动量非常少，甚至去二楼也非要坐电梯不可。长期下去，肝脏功能会受到严重影响。

对于上班族来说，每天抽出一定的时间进行锻炼是一种养护肝脏的有效方法。运动的时候会消耗掉一些热量，防止肥胖。运动得越激烈，热量消耗得就越多，体重也就越容易控制。有时候，不必非要腾出大把时间来做运动。不乘电梯，多走楼梯；在午饭后休息的空当散散步……都是不错

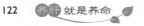

的方案。

适当的运动还可以消除脂肪对肝脏的危害，促进气血交换，加快血液循环，保障肝脏得到更多的氧气和养料。忙碌了一整天，悠闲地散散步还可以让自己冷静下来，甚至还会减少身上的压力和焦虑的感觉，进而减轻肝脏的负担。

主动找时间休息

每天按时休息，规范作息，养成良好的生活习惯，才是真正对肝脏有益的事情。因为休息可以降低体力消耗，减少糖原、蛋白质的分解和乳酸的产生，减轻肝脏的负担。

值得注意的是，等到身体感觉累了再休息，这种被动休息其实也会对肝脏造成恶劣的影响。因为此时身上的代谢废物已经

> **别等累了再休息**
>
> 等到身体感觉累了再休息，这种被动休息其实也会对肝脏造成恶劣的影响。因为此时身上的代谢废物已经堆积过多，需要肝脏代谢的废物也已经堆积了太多，肝脏的负担无形间已经加重了不少。

堆积过多，需要肝脏代谢的废物也已经堆积了太多，肝脏的负担无形间已经加重了不少。

我们知道，晚上 11 点到凌晨 3 点是肝脏排毒的时间，通常这个时间肝经最旺，如果能在这个时候进入深睡状态，血液就能顺利流进肝脏，肝脏的正常工作就能够得到保障。而每天下午 1 点到 5 点是肝脏最弱的时间，因此上班族最好把辛苦工作安排在上午，到了下午就要主动找时间休息，最好能够做到每工作 1 小时就休息 5 分钟，这样做可以减少肝脏损耗，也将有利于身体健康。

伸伸懒腰也能护肝

日常生活中，人们常常在不经意间做一些小动作，比如困了的时候打个哈欠，早上醒来或者工作累了，伸一伸懒腰，虽然人们并没有把它们放在心上，然而这些举止都是身体的本能反应，也是人体自我保健的一种条件反射。这样做是绝对没有坏处的哦！闲来无事的时候，伸一伸腰身，活动活动手脚，可以吐故纳新、舒气活血、通畅经络、振奋精神。而这些对于肝脏都是有好处的。因此，可以说，伸懒腰也是一种肝脏保健方法。

养肝护肝其实十分简单，除了远离烟酒、注意饮食之外，最简单的是伸懒腰。为什么这么说呢？

首先，伸懒腰促进血液运行通畅。

可能由于人类直立行走的原因，身体上半部分本身就容易供血不足。久坐不动，身体根本得不到活动，加上大量脑力劳动极易引起大脑缺血、缺氧，出现头昏眼花、腿麻腰酸等症状，影响工作效率。

经常伏案工作的人，长时间低头弯腰趴在桌旁，由于颈部向前弯曲，血液不能顺利流入脑部。久而久之，大脑因为缺少能量，正常工作受到限制，进而影响其他内脏器官的活动，让新鲜血液供不应求，产生的废物又无法及时排出，于是就产生了疲劳的现象。

按照中医的养生理论，"人卧血归于肝"，"人动则血流于诸经"。经常伸懒腰，活动四肢，可以让血液顺利流向人体各个部位，对消除疲劳是有益处的。

其次，伸懒腰促进人体新陈代谢。

当我们伸懒腰的时候，身体的大部分部件都被调动起来，原本堵塞的毛细血管也得到相应的舒张，血液在体内畅通无阻，人体新陈代谢加快。

人体的代谢产物也可能会随着新陈代谢的加快而顺利排出体外。多伸懒腰，是对上班族的忠告，也是让他们每天保持旺盛精力的"法宝"。

再次，伸懒腰还可以活动筋骨，尤其是腰部肌肉。

伸懒腰可以让腰部肌肉得到活动，把伸懒腰当作一种运动的话，便能够促进腰肌的发达。长期伏案，非常容易使脊椎向前弯曲形成驼背，因此，伸懒腰对维护体形的健美有一定的效果。青少年正处在生长发育期，如果变成驼背，他们一生都将生活在阴影当中。所以，每伏案工作或学习一段时间，伸伸懒腰，活动活动四肢，对促进健康和保持优美体形都有莫大的好处。

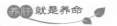

伸懒腰也是一种排毒方法

当我们伸懒腰的时候，身体的大部分部件都被调动起来，原本堵塞的毛细血管也将得到相应的舒张，血液在体内畅通无阻，人体新陈代谢加快。人体的代谢产物也可能会随着新陈代谢的加快而顺利排出体外。

人们伸懒腰的时候，总喜欢先打个哈欠，头向后仰，双臂用力向上抻，有的时候两条腿也会用力伸直。像这样，全身肌肉都得到舒展。如果能配合呼吸，将会收到意想不到的效果。具体做法是：伸展时，全身肌肉则要紧绷，要尽量吸气；放松时，尽量呼气。老年人经常做这个动作，还能够增加肌肉、韧带的弹性，防止骨质疏松，延缓衰老。

人们一般喜欢在早晨起来的时候伸腰举臂，这也是这种运动的最佳时机。因为经过一夜睡眠后，人体松软懈怠，气血周流缓慢，因此刚醒之时，总是让人觉得懒散而无力。此时如果四肢舒展，伸腰展腹，全身肌肉用力，并配以深吸深呼，即会起到吐故纳新、行气活血、通畅经络关节、振奋精神的功效，从而达到解乏、醒神、增气力、活肢节的保健目的。

养肝抗衰老，常咽唾液

时常见到一些人吃东西很快，即使非常烫的食物也能在 10 分钟内吞下肚。其实，细嚼慢咽才符合养生之道，也才能发挥唾液的养生功效。唾液，就是我们俗话说的"口水"，由唾液腺分泌出来，差不多全部被吞下，经消化系统吸收之后进入血液。

中医学认为，"气是续命芝，津是延年药"，口水中含有多种有益因子，古人说，唾液可以"润五官、悦肌肤、固牙齿、强筋骨、通气血、延寿命"。具体地说，唾液具有快速止血，软化收缩血管，溶解细菌，杀灭微生物，健齿强肾，抗病毒，助消化等功能。

平均每人每日的唾液分泌量可达 1000 ~ 1500 毫升。人的口腔中积存有食物残渣，从而给细菌繁殖创造条件。唾液在口腔内不断流动，即相当于对牙齿进行及时清洗，如此能够保持口腔的清洁和健康。唾液中所含的蛋白质、葡萄糖、钠、钾、磷酸、钙等营养成分可以维持口腔酸碱度，调节 pH 值。牙齿表面珐琅质的溶解与沉积是个动态过程，唾液中的钙离子、磷酸根离子以及氟离子等在保护珐琅质方面起着重要作用。

唾液可以将嚼碎的食物"捆绑"成一个个"食团"，利于吞咽。同时唾液中含有淀粉酶，能够将食物中的淀粉分解成麦芽糖，不光令人感觉到甜味，还可以让食物在口腔中就进入消化过程。唾液中含有溶菌酶与分泌型免疫蛋白球 A 等抗菌成分，可以抑制或消灭溶血性链球菌、伤寒杆菌、大肠杆菌和葡萄球菌等，从而预防牙龈、口腔及咽喉发炎。

唾液中含有一种可以让人保持年轻的"口水腮腺激素"，能够让人聪明、齿坚、肌强。医学研究专家证明，人类唾液中的富组蛋白可以显著地缩短伤口愈合时间。故此，在突然受伤、清洗不便的情况之下，最好在伤口上涂些唾液。

现代医学证实，唾液除具有灭杀微生物、健齿、助消化等功能外，还有促进细胞修复生长的因子，消除对人体有害的自由基，同时还有很强的防癌效果。所以倘若坚持咽唾液，每口饭咀嚼 30 次，

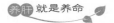

唾液中含有让人保持年轻的东西

人们说"日咽唾液三百口，一生活到一百九"，唾液中的"口水腮腺激素"，能够让人聪明、牙齿坚硬、筋骨强健，其中的唾液腺激素可以刺激人体的造血功能，延缓身体各个组织器官的衰老，预防老年性疾病，有助于人的健康长寿。

便可以清除大部分有害物，有益健康。因此，人们说"日咽唾液三百口，一生活到一百九"是有道理的。

一般体质强健的人，口水分泌比较充盈旺盛。年老体弱者口水分泌不足，常出现口干舌燥、皮肤干枯、体力日衰、耳鸣重听、面部失去光泽、大便秘结等情形，运用吞口水养生法，可重拾青春，抗衰延老。

唾液在体内化生为精气，具有养肝护肝的功效。

中医古书上说："五脏化五液，心为汗，肺为涕，肝为泪，脾为涎，肾为唾，是为五液。"意思是唾液是脾、肾所化，肾是人体先天之本，脾是人体后天之本，脾、肾富集了五脏之精，气血之华，因此唾液中含有很多有益于人体健康长寿的物质，对养肝护肝也有着特殊的作用。古代医学家认为，唾液充盈者必体质强壮，并根据唾

液盛衰来判断疾病状况。

现代医学也证明，唾液中包含了血浆中的各种成分，以及 10 多种酶和近 10 种维生素、多种矿物质、有机酸和激素。唾液中还有一种唾液腺激素，可以刺激人体的造血功能，延缓身体各个组织器官的衰老，预防老年性疾病，有助于人的健康长寿。唾液中还有一种过氧化物酶，能够抑制致癌物质的毒性。

咽唾液要讲究方法。

不吃东西的时候，舌头经常在口腔内搅拌，可以使体内的水分上升到口腔，通过唾液腺变为唾液，然后再慢慢咽下，可以起到养肝护肝、健身祛病、延年益寿的作用。这种方法适合在早上刚起床的时候，或者空闲的时候，自然放松肢体，排除杂念，闭上眼睛和嘴巴。舌先从左上牙床内侧转到右，接着再自右上牙床外侧转向左，然后再由左下牙内侧转向右，随之从右下牙外侧转向左，这样反复各搅 9 次。继之上下牙轻叩 36 次，用口中唾液鼓腮漱口 9 次。津液自生，渐到满口，分作 3 次，缓缓咽下。

另外一种咽唾液的方法就是或仰卧，或站立，先凝神屏息片刻，轻轻吐气 3 口，然后再闭气咬牙，口内如含食物，以两腮与舌做漱口动作 30 次，漱口时口内会生唾液，等唾液满口时，用意念分 3 次把唾液送入丹田。这样做 3 次，即是三度九咽，名为"食玉泉"。初练时也许唾液不多，久练后便会自增。每日早晚各练一次，即会收到很好的养生效果，可以令面部润泽，精力充沛，体格健壮。

当然，还有另一种简易生液的方法，就是持续舔上颚。自可满口生津，口味甘露。以上各种方法持之以恒，就能够收到精盈、气足、神全的效果。

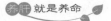

经络穴位：经常按按这些穴位，肝不痛了、身体好了

经络是父母留给我们的"医生"，它连接全身各个器官。肝病中一部分是由于经络不通所致，因此，只要学会了经络按摩与调理，就如同打通了通往健康的通道，获得了保卫肝脏的独门秘方。

脸色发黄，按揉行间穴

"黄脸婆"，相信所有女人都害怕听到这个称呼吧。可是生活中，虽然只有二十几岁，看起来却像 40 岁一样面容憔悴，暗淡发黄。

"面子"问题对于女人来说绝对是个大问题。眼角的一道皱纹、脸颊的一个斑点、额头的一颗痘痘都会让女人紧张不已。可是，很多年轻女性却面临着脸色发黄的问题，尤其是为人妻、为人母之后，一边要忙着工作，一边还得带孩子，家里、单位大大小小的事都会让女人心力交瘁，脸色不再红润，并且失去光泽，成为"黄脸婆"。很多女人狠下心来，每个月花掉一半薪水买来美白护肤品，想要补救一下自己这张脸，却往往收效甚微。

其实，人的"面子"问题和脏腑密切相关，被叫"黄脸婆"之后，女人们往往只注意到了脸的问题，却忽略了真正的原因在于身体内部的毛病。在中医看来，脸色发黄一般跟气血不足、脾胃虚弱有关。而不管是气血还是脾胃，都与肝脏有着密切的关系。肝主藏血，如果肝血不足的话，血液可能流不到脸部，从而引起脸色的变化。肝血不足或肝火过旺还会影响到脾胃的正常功能，使气血化生不足，同样会影响到脸。

有的时候你会发现，脸色发黄的人往往是那些工作压力大、心情郁闷的人，而中医认为肝气郁结又是造成心情不畅的重要原因。肝气郁结会使气血瘀滞，脸色也会发黄。有些性格比较内向的女性，遇到事情总是闷在心里，不会倾诉出来，一段时间之后就会感到胸闷、不想吃东西、肚子胀，甚至经常打嗝、叹气，脸色也慢慢变得暗沉发黄，有的人甚至还会长出色斑。这种斑中医叫作"肝斑"，因为长出斑的原因在于肝气郁结。

肝经不顺的人也会经常生闷气，感觉心情郁闷，当然也会有"面子"问题。肝经的路线从足至头，行经面部，肝经不通，会造成血液运行不畅，脸色也会慢慢变黄，最终变成"黄脸婆"。那么，脸色发黄要怎么调理呢？其实，有一个穴位能够帮助我们解除这个烦恼，那就是行间穴。

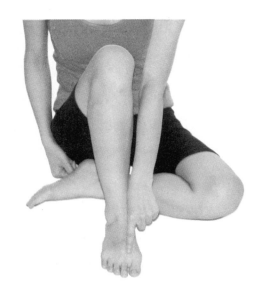

✦ 行间穴位于足背部，第一、第二足趾之间的连接处，缝纹头处就是行间穴，用食指指端以打圈的方式按摩此处就可以了。

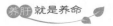

行间穴是肝经上的一个穴位，位于足背侧，在拇趾和第二趾之间的位置，是刺激肝经的穴位，能帮助打通肝经。按摩行间穴对于疏肝理气，调畅气机很有帮助，比较适合肝郁气滞或肝火旺的人。脸色发黄的女性经常按摩这个穴位，有助于改善皮肤状况。对于肝病患者来说，按摩行间穴虽然不能根治肝病，却能疏通肝经，调畅气血，改善肝功能，对于缓解病情具有很好的作用。

按摩的时候，用大拇指点按在行间穴的位置，轻轻按揉3分钟左右，稍微用力，以感觉压痛为度。如果是懒得用手按，也可以光脚，用一只脚的拇趾去踩另一只脚的行间穴位置，这样时不时踩一下，也能够起到疏肝理气的作用。

经常抽烟喝酒或者患有肝病的人可以点燃艾柱来刺激行间穴，每天把点燃的艾柱挂在行间穴上方，停留10分钟左右，每天热灸1次。这种方法对酒精肝、脂肪肝、肝硬化有很好的辅助治疗作用。

肝火旺，想发怒，赶紧按按太冲穴

在人体足厥阴肝经上，太冲穴为重要穴位之一，是肝经的原穴。人生气之时，肝也会受到影响，太冲这个肝经的原穴便会显现出一些信号，表现为有温度或色泽发生变化、压痛感，对外界更为敏感，甚至其软组织的张力发生异常。气走肝经，而原穴太冲往往调控着该经的总体气血，起到控制情绪的作用。

太冲穴位于足背侧，大拇趾和第二趾之间两根骨头相交的地方。因为它是肝经的原穴，所以能反应肝经以及肝的一些状况。像一般的成年人在按压太冲穴时都会疼痛，这是因为现在的人面对较大的工作压力、生活压力，大

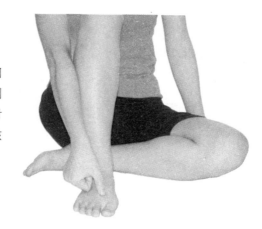

✦ 太冲穴位于足背第一、第二脚趾间沿第一跖骨内侧向小腿方向触摸，摸到第一凹槽处，就是太冲穴。想发怒的时候用拇指或食指的指尖由下向上按揉该穴，直到有酸、胀、痛的感觉为宜。

都有情志郁结的问题。情志郁结则使肝血肝气不是那么顺畅，从而在太冲穴上表现为疼痛的症状。疼痛程度与情志郁结的程度相关。如果特别疼，大多表现为情志不畅。遇到这种情况，一来可以通过按压太冲穴后达到调畅自己情志的目的；二来也为自己敲响了警钟，需要调整心态和心情，因为整个机体已经因为不良情绪而出现瘀堵了。

太冲穴在大拇趾和第二趾之间的缝循着脚面往上两根骨头相交处，必须深按才能触及，刚开始按摩略微有些疼，说明肝火已经很旺。

按太冲识"肝"

一般按压太冲穴时都会疼痛，这是因为情志郁结。如果特别疼，大多表现为情志不畅。遇到这种情况，一来可以通过按压太冲穴后达到调畅自己的情志的目的；二来也为自己敲响了警钟，需要调整心态和心情，因为整个机体已经因为不良情绪而出现瘀堵了。

从个人保健角度来说，按压太冲穴也要讲究方法。如果按压太冲穴时有压痛感，那就说明肝脏肯定有问题；但有时麻木、气血不通等也可能导致没有压痛感，所以没有疼痛感也可以经常按摩，

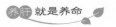

以达到保健肝脏的效果。

　　按揉太冲穴前，可以采用正坐或仰卧的姿势，先做几次深呼吸，扩扩胸，然后再坐下来用拇指肚沿拇趾、次趾夹缝向上移压，压至能感觉到动脉应手即压至太冲穴。缓缓用力，按住1分钟后再缓缓收力放开，如此反复指压太冲穴3～5次即可。按摩时的用力应以适度微痛为宜，循序渐进。按摩位置可以在太冲穴附近，有时也可能在肝经的其他有结节、压痛感的部位，比如说蠡沟穴。但不可用力过大，否则会导致皮下瘀血。按压后可以喝少量的水，以助代谢。此外，还可以通过针刺疗法来缓解肝火过旺的症状。

经常按揉足三里，疏肝理气效果好

　　自古以来，足三里穴就被医家认为是养生大穴，为强壮及保健的要穴。足三里穴之所以名为"三里"，是因为它有"理上、理中、理下"的作用。当肚腹部位有不适时，不同的部位按揉足三里穴的方法不同。如果是胃部不适，可按住足三里穴向

> ### 拍打足三里，胜吃老母鸡
>
> 　　俗话说"拍打足三里，胜吃老母鸡"，经常按摩足三里穴，能够调理好脾胃，通经止痛，强身定神，从而有利于气血的生化，对于肝郁气结引起的食欲不振、失眠多梦、烦躁易怒、情绪紧张等有很好的调理作用。

上方使劲，这就是所谓的"理上"；如果腹部正中不适，则要往内按，这是"理中"；如果小腹不适则要向下使劲，就是"理下"。

　　虽然足三里穴是胃经的"合穴"，但常按对肝脏也有好处。因为

脾胃是气血化生之源，脾胃调理好，肝血才能够充足，肝气才能够顺畅。所以，经常按揉足三里穴不仅能补益脾胃，还能消除疲劳、恢复活力，对肝脏的养护也是有一定的效果。

肝是个很特别的器官，肝气郁结，气血不畅通，"不通则痛"。肝气不顺畅的时候，不仅肝本身会功能失调，其他脏腑也会受到影响。因为中医认为，肝为五脏之贼，欺强凌弱。很多人心里有气的时候，可能会感觉肚子胀胀的、鼓鼓的，什么东西都吃不下，这其实就是肝对脾胃的影响。而六腑更是以通为用，肝的疏泄功能失调时，气血运行受阻，六腑就会传化失常。因此调理好肝气，对于强身健体具有非常重要的作用。

而肝气疏泄太过，同样也会出毛病。《红楼梦》中，除了一个多愁善感的林妹妹外，还有一个大胆泼辣的王熙凤。黛玉之死看似是肺病，其实源于肝。如果说黛玉是肝气郁结，那么王熙凤就是另一个极端了。稍稍留心就会发现，虽然她争强好胜，眼里容不下一粒沙子，但是在复杂的大家族中要处理好各方面的关系，难免会生些闷气；再加上操劳太过，保养不慎，就会使

◆ 足三里可以说是养生大穴，平时多进行按摩，能起到很好的补益脾胃、养肝护肝的作用。

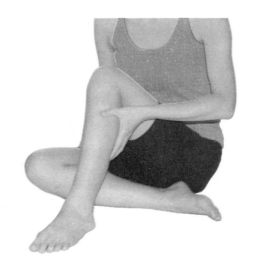

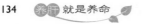

肝气受伤，疏泄失常。在第七十四回中，王熙凤抄检了大观园之后，身体出血不止，就是肝气疏泄太过、气不摄血造成的。那么，如何才能把肝气调理好呢？最好的办法就是按摩穴位。

坐在凳子上，腿弯曲，大腿与小腿成90度。用手摸膝盖外侧，有一处凹陷的地方就是膝眼，五指并拢，手指伸直，食指第二关节放在膝眼的地方，并使手指与小腿成垂直方向平贴在腿上，小指第二关节下就是足三里穴。

按摩的时候，用两只手的拇指指端同时按压住两腿的足三里穴，首先按住几秒迅速离开，然后再按住，指端位置不动，缓缓用力，再迅速松开。松开时，手指不离皮肤，这样连续而均匀地用力按压5分钟。每次按压的时候要使足三里穴有针刺一样的酸胀、发热的感觉才行。

也可以用大拇指或中指揉两腿的足三里穴。手指按住穴位，向同一个方向转动，然后再朝反方向转动，各转36圈。需要注意的是不能转太快，否则会摩擦到表面的皮肤。同时配合均匀呼吸，收到的效果将更明显。

三阴交穴，养肝护肝的大穴

三阴交穴，顾名思义，就是足部的三条阴经交会的穴位，是人体一个比较特殊的穴位。说它特殊是因为人体的阴经和阳经本来是各自循行的，平行分布于人体的手足部位，但三条阴经即脾经、肝经、肾经却在脚踝处有了一个交叉点，也就是三阴交穴。所以三阴交穴对于肝、肾、脾三条经脉的气血调节，具有突出的作用。脾统血液，肝藏血行气，而肾藏精，虽然三阴交穴是脾经上的穴位，但因其与其他两条经脉的特殊关系，所以按揉三阴交穴不但能够健脾胃，还可活肝血、益肾精。

熬夜、饮酒、节食的不良习惯，是伤肝、伤脾的。饮食不规律会让脾胃化生无源，时间一长，身体就容易气血不足，而肝藏血，当气血不足时，肝就得不到很好的滋养。身体的湿气、浊气排泄不出去，皮肤就容易出现各种各样的状况。熬夜也是很消耗气血的，晚上不睡觉，血无法归藏于肝、濡养肝脏，容易造成肝火亢盛。而饮酒更是十分伤肝，如果饮酒过量，肝脏来不及及时解毒，人还可能出现酒精中毒。

三阴交穴——女人的"大补穴"

三条阴经即脾经、肝经、肾经都在脚踝处交汇于三阴交穴，所以三阴交穴对于肝、肾、脾三条经脉的气血调节，具有突出的作用。按摩三阴交穴可以帮助女人疏通气血、排毒美容，改善子宫和卵巢的功能，对妇科疾病有辅助治疗的作用。

如果现在对此不在意，将来就不仅仅是为皮肤过敏烦恼了，年纪稍大，脸部的肌肉就容易下垂，皮肤也会变得松弛，还会皱纹丛生。表面看来皮肤长斑、长皱纹、起痘、过敏、发炎等问题都发生在体表，可是疾病的根源却是在身体内部的脏腑上，所以切不可为了一时的痛快而置身体健康于不顾。为了更好地调理身体，可以用按摩三阴交穴的方式来配合中药调理。

三阴交穴位于腿部内踝尖直上3寸的位置，取穴时，取坐姿，屈膝使大小腿形成直角，在内踝尖上约4指宽的位置，按压有一骨头为胫骨，在胫骨后缘靠近骨边凹陷处就是该穴。

对于三阴交穴，不同时间的按摩，调理的经脉不同，起到的作用也各异。在每天中午11点，脾经当令，按揉三阴交穴20分钟左右，能够健脾祛湿、益胃养血，改善皮肤过敏的状况；每天11～13点，心经当令，按揉三阴交穴20分钟，能够调理血压，保持血压稳

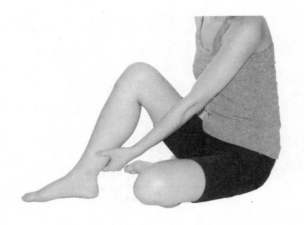

✦ 三阴交穴位于从内踝尖向上四横指的骨骼后侧边缘，左右各一，按压时会有略微的疼痛感，按压时用拇指指腹或指节向下按压。

定；每天 17～19 点，肾经当令，按揉三阴交穴 15 分钟左右，能够保养子宫和卵巢，让女人容颜美丽，还能够改善性冷淡的情况；而在每天 21～23 点三焦经当令时，按揉三阴交穴 15 分钟，能够畅通三焦，改善月经不调，祛斑养颜。

按摩时盘腿端坐，用一只手的四个手指抓握住足外踝，大拇指屈曲垂直按在三阴交穴上，拇指有节奏地左旋 15 次，再右旋 15 次，另一侧手法相同，以感觉有酸麻胀感为宜。

三阴交穴是个比较敏感的穴位，一般用手按摩能够很快感觉到。当身体有气血不通的情况时，按揉三阴交穴往往会感觉到疼痛，这时一定不要放弃，按揉的力度可小一点，时间稍稍延长，这样坚持一段时间，就一定能够打通经络，活跃气血。

🌿 后溪穴，肝气不正、颈椎不好的人可以试试

现在，颈椎病不再是中老年人的"专利"，它已经"瞄上"年轻人了，有的小学生竟然也得了颈椎病。

　　社会的发展到如今，给我们生活带来的显著变化可以说是电脑的广泛运用。而由于电脑的普及，"久坐一族"的颈椎就很容易出问题。因为工作或学习的时候，长期保持同一个姿势——伏案，人的上半身向前倾，颈椎紧张压迫住督脉。督脉总督一身的精、气、神，调节阳经气血，督脉不通，导致全身阳气运行不顺畅。于是，阳气不足，造成脊柱变弯，人的精神也跟着变差。如果此时还不开始调理的话，颈椎病这个"不速之客"就会"光顾"。

　　为了防止颈椎病提前来临，可以经常按一按后溪穴。后溪穴虽然只是小肠经上的一个穴位，但它可以直接通到督脉上去，属于奇经八脉交汇穴里面很重要的一个穴位。督脉主一身阳气，阳气旺，则全身旺。按摩后溪穴可疏通督脉，能泻心火、壮阳气、调颈椎、利眼目、正脊柱。

　　那么后溪穴怎么找呢？把手握成拳竖放于桌面，与桌面接触部位就是。长期伏案工作或者学习的朋友们，尤其是白领们，每工作 1 小时，可以把双手的后溪穴抵在桌子或椅子边沿上。用腕关节带动双手，轻松地来回滚动 5

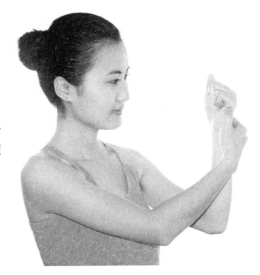

　　✦ 后溪穴位于握拳时，小指掌指关节后有一皮肤皱纹突起的尖端处。用食指按揉该穴，同时慢慢转动头部，对缓解颈椎疼痛有很好的作用。

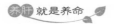

分钟左右，就可以达到刺激后溪穴的目的。在滚动的时候，如果感觉有轻微的酸痛感，说明你找对穴位了。这个动作不需要有意识地去做，每天只用抽出三五分钟的时间来，随手动一下，既可以调整长期伏案或在电脑前学习和工作所造成的全身酸痛，经常练习还可有效防治颈椎病、腰椎病，还可以减少电脑辐射。

另外，按摩后溪穴对保护视力也有非常好的疗效。这种方法同样适用于小学生，如今的学生小小年纪就要承受沉重的学习压力，从小学到高中，每天背着重重的书包，上课低头做笔记，回到家还得趴在台灯下面写好像永远都写不完的作业。小小年纪成了小驼背、"四只眼"。所以，家长不妨教孩子们多做一做这个动作。

> **小学生按摩后溪穴能保护视力**
>
> 如今的学生要承受沉重的学习压力，上课低头做笔记，回到家还得趴在台灯下面写好像永远都写不完的作业。视力越来越差，最后成了"四只眼"。按摩后溪穴就可以解决视力下降的问题。

这个方法非常简单，而且容易坚持。如果我们养成了按摩后溪穴的习惯，就可以在空闲的时候随时随地按一按、揉一揉。这种方法尤其适合白领来做。忙了一天肯定已经筋疲力尽、腰酸背痛，开车回家遇上堵车或者红灯的时候，可以把手放在方向盘上，就像放在桌子上一样，来回滚揉后溪穴，不仅能疏通经络、缓解颈椎压力，还能安抚心情，释放压力，身体自然舒服不少。

🌸 经常敲打肝经，治疗老寒腿

寒风瑟瑟，依然短裙飘飘，楚楚"冻"人；上班族整天坐在空调房中，冷风吹着膝盖，下班的时候关节疼痛发凉。

年纪大了，虽然身体还可以，但是腿却不能像从前那样灵活了，双腿沉重、膝盖僵硬，走不了多少路，上下楼梯困难，这就是人们常说的"人老腿先老"。

年过 50 的你是不是常常感觉上下楼梯时，即使很慢，膝关节还是会发出"咔嚓咔嚓"的声音；阴天下雨、天气转凉，即使穿上护膝，膝关节还是发凉；走得太多或者太快的时候，又会感到膝关节疼痛僵硬……这就是人们所说的"老寒腿"。

引起"老寒腿"的原因是多种多样的。简单点说，女性在冬天仍然穿着短裙，减弱体内阳气。空调吹太多，人体阳气受损，加上过冷的刺激，使血管急剧收缩，血液流通不畅，就像冬天结冰的小河一样，血流缓慢，热量到不了关节，身体不能抵御寒气，老寒腿当然会找上门来了。

但最根本的原因还是脏腑功能的退化。中医上讲，人体有 12 条主要经络，其中从腿上经过的就占有 6 条，它们是：肝经、肾经、脾经、胃经、胆经、膀胱经。而随着年龄的增长，与这些经络相对应的脏腑渐渐衰老，功能也慢慢退化了。于是，各种毛病首先从经络上表现出来。"老寒腿"就是这些脏腑功能衰退的外在表现。

中医上认为"老寒腿"其实是体内阴阳失调、脏腑不能相互滋生所导致的肿胀疼痛。具体来说，就是损伤劳损或外感风寒湿邪，合而为病入络，流注关节阻遏气血，风邪水湿乘虚而入，侵犯淤于筋脉使其经络闭塞。闭者不通，不通则疼，疼久者必痛，痛久必结，结久者必肿，肿久者必热。

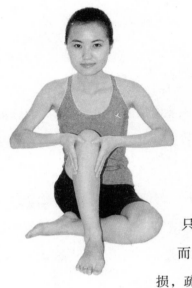

✦ 敲打、按摩肝经是防治老寒腿的有效的方法之一。没事儿的时候，多敲打、按揉肝经，气血通畅了，老寒腿自然也就消失了。

预防"老寒腿"不能依赖药物，因为药物只能减轻或消除症状，并不能根本解决问题。而且，药物还可能给肝脏带来伤害。肝脏受损，疏泄失常，血流不畅，又会加重病情。因此，要想从根本上治疗"老寒腿"就需要通经走络、开窍透骨、活血化瘀、祛风散寒等。既要通过加强局部血液循环，在发病时能镇痛、消肿、消炎，又要着眼于长久健康，在平时多加注意疗养。

敲打、按摩肝经上的穴位就是一种预防老寒腿的好方法。我们知道，肝主疏泄，负责维持气血的运行。肝主藏血，血随气行，肝血充盈，血流通畅，人体才会健康。如果"肝不养血，血海空虚，久之，肝血必定亏虚，病来扰之"。经常敲打肝经，有助于肝血通畅，因此经常敲打肝经，可以有效预防"老寒腿"。

肝经一般不太容易找准确，不妨采用以下这个简便易行的方法，就是先做个劈叉动作，用手指去摸大腿根，肝经就在大腿的内侧，也就是内裤线的位置，与胆经的路线正好相反。

敲打肝经的方法十分简单，也不会耽误很长时间。睡觉前就可以做一做。双腿弯曲展开，双手相叠按在左腿的大腿根部，用力慢慢向前推，直到膝盖，像这样反复推揉几十遍，不仅能防治"老寒腿"，还能够疏通肝经、缓解肝气郁结的症状。用手掌拍打或者手握拳中空捶打都可以疏通肝经。

肝不好，每天揉揉小腹，疏解体内郁气

社会越发展，生活越丰富，饮食越高档，就有越来越多的人肝脏出现问题。那么，我们应该如何去保养我们的肝脏呢？这里介绍一个简单的方法，就是按揉腹部。

在中国的历史上，腹部按揉早就已经存在了。《黄帝内经》中有："腹部按揉，养生一诀。"中医认为，按摩腹部不但有益健康，还能让人长寿。因为腹部是"五脏六腑之宫城，阴阳气血之发源"，腹部有很多的经脉，尤其是在腹部正中心上的任脉。任脉被称为"阴脉之海"，因为它与全身所有阴经相连，起着调节全身的阴经脉气的作用，人体精血、津液也归它管。按摩腹部能够疏通任脉、宣通上下、调和阴阳、充实五脏。

任脉上有一个要穴——神阙穴，它是人体生命的要害穴窍，是长寿大穴。神阙穴与人体生命活动密切相关。我们知道，母体中的胎儿是靠胎盘来呼吸的，属先天真息状态。婴儿脱体后，脐带即被切断，先天呼吸中止，后天肺

拍打腹部也可解郁

如果体内有湿寒火毒，拍打腹部就会出现红、紫、青、黑等不同颜色的瘀青点。连续拍打几次以后，瘀青点会慢慢减少，到最后基本上不会再出。用这种方法可以疏解体内郁结的肝气，拍打的次数太多对人体也不好，只适合每天拍打一次。

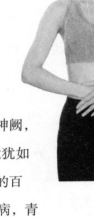

◆ 神阙穴位于肚脐的正中央，平时应以手掌轻轻按摩，切不可用力按压，对治疗腹痛、腹泻、虚脱有很好的作用。

呼吸开始。而脐带、胎盘则紧连在脐中，没有神阙，生命将不复存在。人体一旦启动胎息功能，就犹如给人体建立了一座保健站和能源供应站，人体的百脉气血就随时得以自动调节，人体也就健康无病，青春不老。

由此，经常对神阙穴进行保养，可使人体真气充盈、精神饱满、体力充沛、腰肌强壮、面色红润、耳聪目明、益寿延年。并对腹痛肠鸣、水肿腹胀、泻痢脱肛、中风脱证等有独特的疗效。

按摩腹部，首先要以肚脐为中心，沿逆时针画一个问号，然后沿着问号的方向按摩，先按右侧，后按左侧，各按摩 30～50 下。按压的力度要以感觉到脉搏跳动，但按摩的部位无疼痛感为宜。

如果能在按摩的过程中，配合呼吸和意念，将收到意想不到的效果。吸气时，全身放松，微微闭眼，右手对着神阙穴空转，意念将宇宙的真气能量聚集在脐中，以感觉温热为度。呼气时，全身放松，祛除杂念，将意念注于神阙穴。每次摩擦按摩半小时以上，可以有效提升腹部温度，促进内脏运动。

第四章

养肝·补

吃对了养肝保命，
吃错了伤肝伤身

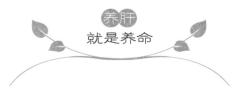

吃对了养肝保命，吃错了伤肝伤身。总体来说，养肝饮食以清淡为主，少吃油腻、辛辣，否则会使肝功能失调。此外，枸杞、阿胶、菊花、决明子等都是保肝护肝的良品，巧克力、肥鹅肝、小龙虾等吃多了伤肝伤身，坏处大。

养肝须知的补益食物

对于肝脏来说，许多食物都有助于肝细胞功能的修复。吃对食物，不但可以供给肝脏充足的营养，保护肝细胞，还能增强肝细胞的再生能力，促进肝功能恢复。那么，对肝脏有益的食物有哪些呢？

枸杞：养肝明目，还能增强免疫力

枸杞又名杞子、枸杞果、天精、地仙、却老、枸杞豆等，主产于宁夏、河北等地。有"宝树""药树"之称，茎和叶可以作蔬菜，果实和根可以入药。枸杞的果实营养丰富，富含蛋白质、碳水化合物、矿物质及钙、磷、铁等，维生素含量也较高。据《神农本草

✦ 枸杞主产于宁夏、河北等地，味甘苦、性平，具有养肝益肾、补虚益精、清热明目的功效。

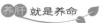

经》记载，枸杞"久服轻身不老，耐寒暑"，此后人们都把它当作延年益寿的良药。中医很多有名的延年益寿的方子中都有枸杞。养生功效：养肝明目、补肾益精、润肺止咳、提高免疫力。选购方法：以颗粒饱满，色泽鲜红，味道香甜者为佳。食用宜忌：感冒发烧、身体有炎症、腹泻者忌食。

枸杞大枣双豆豆浆

材料： 黄豆 50 克，绿豆 25 克，红枣 10 克，枸杞 10 克，蜂蜜适量

做法： 1. 将黄豆用清水浸泡 10 小时左右，洗净；绿豆用清水浸泡 5 小时，洗净；枸杞洗净，泡软；红枣洗净，去核，切碎。

2. 将上述食材倒入豆浆机中，加水至上、下水位之间，按动"豆浆"键。豆浆做好过滤后即可饮用。

功效解析： 绿豆可清肝明目，解肝脏之毒，枸杞具有补肝益肾、补益气血的功效。

品饮宜忌： 枣皮中含有丰富的营养成分，应保留枣皮。

胖大海杞子羹

材料： 胖大海 30 个，枸杞 10 克，豌豆 10 克，冰糖 200 克

做法： 1. 胖大海、枸杞、豌豆分别洗净，枸杞、豌豆泡发。

2. 胖大海放入汤盅内，开水浸泡，盖上盖，半小时后捞出胖大海，洗净，再放入汤盅中。

3. 汤盅中加入 500 毫升清水，加冰糖、豌豆、枸杞烧开煮化，除去泡沫杂质后再次煮开即可。

功效解析： 胖大海是清肺热、止咳化痰的良药；枸杞具有养肝明目的功效。胖大海杞子羹清火明目、润肠通便效果极好。

品饮宜忌： 枸杞性温热，胖大海性寒、味甘、有小毒，能够清热润肺、利咽解毒、润肠通便，但不宜长期服用，每次饮用不能超过 3 颗。

阿胶：补血养肝效果佳

阿胶，传统的补血上品，从秦汉开始，至今已有 2000 多年的历史。由于原产于山东省古东阿县，故名阿胶。据古代医书记载，"阿胶，味甘气平，质润、入肝经养血"，可以说，阿胶是养肝补血的良药。阿胶通过补血能够起到滋润肌肤的作用，抑制皱纹的产生，因而，它还具有美容养颜、延缓衰老的功效。日常生活中出现呕血、尿血、便血等失血症状，也常常用阿胶来止血。养生功效：润肺养肝、滋阴润燥、补血益气。选购方法：以颜色均匀，表面光亮，气味清香，无气孔及油孔，质地硬脆者为佳。食用宜忌：患有感冒、咳嗽、腹泻等病的人不宜服用阿胶，另外月经来潮时，也不宜服用，孕妇、高血压、糖尿病患者应在医师指导下服用。

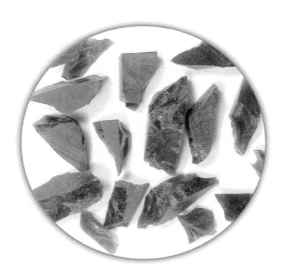

✦ 阿胶以驴皮熬制而成，能够补血滋阴、润燥、止血，用于血虚萎黄、眩晕心悸、心烦不眠、肺燥咳嗽等症。

鸭肝阿胶粟米粥

材料：鸭肝 60 克，东阿阿胶 10 克，粟米 100 克，葱、姜、盐、味精适量

做法：1. 将鸭肝洗净，剁碎备用。葱切丝，姜切末备用。

2. 粟米洗净放入砂锅中，加入适量水。用大火煮沸换小火煮 30 分钟。

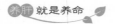

3. 另一锅中放入阿胶，加水用中火煮沸。将阿胶放入粟米粥中，融化后加入鸭肝，搅拌均匀，加入葱丝、姜末，继续用小火煮至粟米开花，加入盐、味精，搅拌均匀即可。早晚各食一次。

功效解析：养肝补血定眩，尤其适用于肝血不足引起的经前眩晕。

草莓阿胶枣豆浆

材料：黄豆 50 克，草莓 15 克，阿胶枣 20 克，冰糖适量

做法：1. 将黄豆用清水浸泡 10 小时左右，洗净；草莓、阿胶枣洗净，切块。

2. 将上述食材倒入豆浆机中，加水至上、下水位之间，按动"豆浆"键。豆浆做好过滤后加入冰糖搅拌均匀即可饮用。

功效解析：草莓阿胶枣豆浆具有生津利痰、补血滋阴、健脾解酒、润燥止血等功效。

品饮宜忌：草莓和红薯不能一起吃，因为二者一起吃会分泌大量的胃酸，引起肠胃不适。

菊花：清肝明目的"大将"

菊花，又叫黄花、九花、女华、金英、黄华、日精、节华、艺菊、朱赢、延寿客等。菊花一般生长在高山云雾之中，具有很高的食用价值：苗可以用来做菜、叶可以生吃，花可以做糕饼、泡茶喝，根与种子能入药，也可以酿药酒。《本草纲目》中记载，"性甘、味寒，具有散风热、平肝明目之功效"。菊花入肝经，肝开窍于目，所以菊花最重要的功效就是清肝明目，也可以用来治疗老年人老眼昏花。如今，人们从菊花中提取有效成分，制成菊花晶、菊花茶饮料，服用起来更加方便了。养生功效：养肝明目、疏风散热、降火消毒、降压安神、消炎利尿。选购方法：以花朵完整、体轻、质地柔润、颜色鲜艳、香气清香、梗叶等杂质较少、味甘微苦者为上品。食用宜忌：痰湿型、血瘀型高血压患者以及体虚、脾虚、畏寒腹泻者忌食。

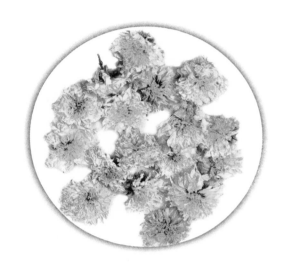

✦ 菊花为多年生草本植物，性甘、味寒，具有疏风平肝明目的功效，能够辅助治疗头晕目眩、感冒头痛等病症。

杭白菊清心明目茶

材料： 干燥的杭白菊 1 茶匙、红糖或蜂蜜适量

做法： 将杭白菊放入茶杯中，用一杯滚烫开水冲泡，加盖焖约 10 分钟后即可饮用，可酌加红糖或蜂蜜调味。

功效解析： 养肝明目、生津止渴、清心健脑、防辐射。

菊花枸杞豆浆

材料： 黄豆 50 克，干菊花 8 克，枸杞 8 克，冰糖适量

做法： 1. 将黄豆用清水浸泡 10 小时左右，洗净；枸杞洗净，泡软；干菊花热水冲泡取汁。

2. 将黄豆、枸杞倒入豆浆机中，加水至上、下水位之间，按动"豆浆"键。豆浆做好过滤后加入菊花水、冰糖搅拌均匀即可。

功效解析： 菊花具有疏风散热、清心明目等功效，枸杞能养肾益精，提高免疫力，二者搭配能有效去火。

品饮宜忌： 痰湿型、血瘀型高血压患者及体虚畏寒、腹泻者不宜饮用菊花茶。

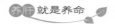

决明子：降压明目又益肝

决明子，又叫草决明、马蹄子、千里光、羊角豆、还瞳子、决明等，多生长在路旁、村边、旷野等处，目前南北各地都有大面积种植。由于决明子药性寒凉，所以在使用之前，一般需要放入炒制的容器中，进行加热翻炒，直至有香气溢出。决明子含有丰富的维生素、脂肪、碳水化合物，具有良好的保健功效，近年来日益受到人们的重视。常常喝决明子茶，不但清肝明目还能降血压、降血脂，预防高血压等疾病。养生功效：养肝明目、利水润肠、益肾益肝。选购方法：购买时应选择质地坚硬、不易破碎、颗粒饱满，外观呈棕褐色的棱方形的。食用宜忌：药性寒凉，不适合脾胃虚寒、脾虚泄泻及低血压等患者饮用。

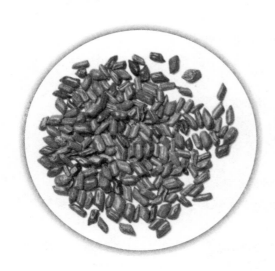

◆ 决明子是豆科植物决明的干燥成熟种子，味甘苦、性凉，具有清肝火、祛风湿、益肾明目、润肠通便等功效。

决明子明目茶

材料：决明子 100 克，菊花、枸杞子、冰糖适量

做法：将决明子洗净后用文火炒至微黄，冷却后储存于密封罐中。每次取一小茶匙决明子与菊花、枸杞子用沸水冲泡，添加冰糖调味即可。

功效解析： 清肝明目、润肠通便，治疗目赤肿痛、眼干眼涩、便秘等症。

决明子海带汤

材料： 决明子 10 克，海带 60 克
做法： 1. 决明子洗净；海带泡发洗净、切丝备用。
2. 砂锅中放入决明子、海带，加水 5 碗，大火煮开后转小火煮至海带熟透即可。
品饮宜忌： 海带可以清热化痰、防辐射；决明子能够疏风散热，二者搭配能起到很好的清肝明目、清热化痰的功效，尤其适合电脑族饮用。

黑芝麻：乌发亮发要靠它

芝麻属于舶来品，原产于非洲，张骞出使西域后被带回我国，所以，芝麻又叫"胡麻"，由于其中脂肪含量丰富，因此又有"脂麻"的称法。芝麻性平味甘，归肝、肾经，具有显著的补肝益肾的保健功效，据《神农本草经》记载，芝麻可以"补五脏，益力气，长肌肉，填髓脑"。芝麻中的脂肪，主要是不饱和脂肪，吃多了不但不会发胖，还有助于减肥。除此之外，常食黑芝麻还有乌发亮发、健脑益智、延年益寿的作用，是老年人的保健佳品。
养生功效： 补肝肾、润五脏、益气力、长肌肉、健脑益智、延年益寿。选购方法：以干燥清洁、色泽均匀、颗粒饱满、有香气、无破损虫蛀者为佳品。
食用宜忌： 慢性肠炎患者或便溏腹泻者忌食。

黑芝麻乌发茶

材料： 黑芝麻 10 克、绿茶 3 克
做法： 将黑芝麻炒黄，与绿茶一起用沸水冲泡，3 分钟后即可饮用。每日 1 ～ 3 剂，代茶饮。
功效解析： 滋肝补肾、养血润燥、生发乌发。

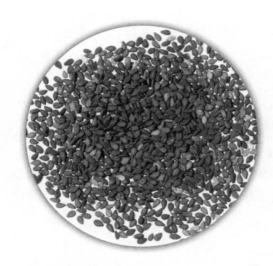

✦ 芝麻是胡麻的籽种，味甘、性平，入肝、肾、肺、脾经，具有补血明目、生津通乳、益肝养发等功效。

芝麻栗子糊

材料： 熟栗子 90 克，芝麻 45 克

做法： 1. 将熟栗子剥壳去皮，切成小块；芝麻碾碎。

2. 将上述食材倒入豆浆机中，加水至上、下水位之间，按动"米糊"键。米糊做好后即可饮用。

功效解析： 栗子、芝麻均具有补肝益肾的功效，因此此款米糊适合脱发、须发早白的人群饮用。

品饮宜忌： 栗子不能过量食用，否则会引起滞气。

三七：清热平肝"金不换"

三七是我国传统名贵中草药，又叫田七花、金不换、铜皮铁骨花、人参三七花、盘龙七花等，呈半球形、球形或伞形，因其播种后三至七年后采摘，每株长三个叶柄，每个叶柄生七个叶片，故名"三七"。其茎、叶、花均可入药，被中医学家李时珍视为中药中的"金不换"。三七药用价值极高，可以帮助肝脏免受化学物质的侵害，也可以促进肝细胞的正常生长。三七花是全株中三七皂苷含量最高的部分，具有清热平肝、生津止渴等功

效。养生功效：清热平肝、活血止血、祛瘀消肿、镇静安神，能降血压、降血脂，减轻压力，缓解失眠。选购方法：花朵较大、颜色为黄绿色的比较好，干燥度高的不易发霉，更容易保存。食用宜忌：体虚盗汗、脸色苍白的体质虚寒之人、气血亏损所致的痛经、月经失调患者、孕妇及月经期女性不宜饮用。

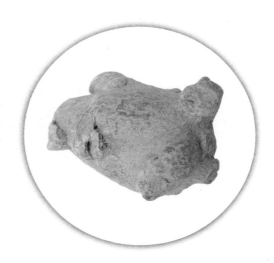

✦ 三七为多年生草本植物，以其根部入药，其味辛、性温，具有显著的清热平肝、活血化瘀、消肿定痛的功效，能够降血压、降血脂。

三七花安神茶

材料： 三七花 3 ~ 5 朵
做法： 直接用 200 毫升开水冲泡，焖约 5 分钟后即可饮用。
功效解析： 清热、护肝、降压、镇静安神。

三七青果消炎茶

材料： 三七花 3 克、青果 5 克
做法： 将三七花与青果盛入瓷杯中，冲入沸水冲泡，至微冷时饮用，每日 3 次。
功效解析： 清热平肝、祛瘀消肿，治疗急性咽喉炎。

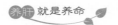

桑叶：清泄肝肺好帮手

在中国，养蚕和种桑历史悠久，是古代农业的支柱。桑叶是蚕的"粮食"，又叫家桑、荆桑、桑葚树、黄桑等。桑叶茶味苦、性寒，入肝、肺二经。含有丰富的抗氧化元素——硒和锗，能够促使体内蓄积的毒素和废物被氧化，增加血液中的含氧量，促进新陈代谢。对于脂肪肝、肝炎、糖尿病、高血压、冠心病具有非常好的辅助治疗作用。桑叶分为冬桑叶和内桑叶两种，秋冬采摘的是冬桑叶，春天采摘的是内桑叶。养生功效：疏风散热、平抑肝阳、清肝明目、减肥降脂。选购方法：以叶片完整、大而肥厚、味道微苦、干燥无蛀虫的为佳品。食用宜忌：阳虚体质者慎用。

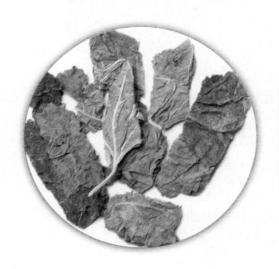

✦ 桑叶是桑科植物桑的干燥叶，味苦、甘，性微寒，归肺、肝经，具有清肝明目、疏风清热、清肺止咳等功效。

桑杏菊花甜汤

材料：桑叶、菊花、枸杞各8克，杏仁粉45克，果冻粉12克，白糖20克

做法：1. 桑叶洗净，放入锅中加水，小火煮沸后取汁备用。

2. 杏仁粉、果冻粉倒入药汁中，小火加热，不停搅拌，沸腾后倒出，晾凉后放入冰箱。

3. 菊花、枸杞清水小火煮沸后加入白糖搅拌均匀，将凝固的杏仁冻倒入药汁中即可。

功效解析： 桑叶菊花一起食用具有疏风散热、清泄肝肺的功效，可以缓解头晕头痛、目赤肿痛等症。

品饮宜忌： 风寒感冒、咳嗽痰稀、流清涕者不宜食用。

桑叶甘草感冒茶

材料： 桑叶 20 克，金银花、菊花各 14 克，荷叶、甘草各 4 克

做法： 将以上材料一起置于茶杯中，用沸水冲泡 15 分钟后，代茶饮用。

功效解析： 预防感冒、镇定安神、清肝明目、缓解咳嗽、咽喉肿痛、消除胃胀、头痛。

玫瑰：疏肝理气解经痛

玫瑰：又名徘徊花、刺客、穿心玫瑰、长寿花、庚甲花、笔头花等，玫瑰花不仅可供观赏，还能入药。中医上认为玫瑰性温味甘，不仅能补脾气，还能疏肝解郁，有"解郁圣药"之称。初开的玫瑰花朵和根可入药，有理气、活血等功效，可预防肝病、冠心病，对肝气胃痛、月经不调、痛经、乳腺增生等也有辅助治疗作用。玫瑰花中含有大量维生素、多种微量元素，以及蛋白质、脂肪、碳水化合物等，

可制成糕点，也能泡茶喝，还能用来酿酒。常食玫瑰制品可以疏肝醒胃，舒气活血，美容养颜。玫瑰花还可通过提炼制成玫瑰精油，能有效促进血液循环。养生功效：行气活血、疏肝解郁、排毒养颜。选购方法：优质的玫瑰花外观完整、花苞未开、花朵干燥、轻而质脆、气味芳香浓郁。食用宜忌：孕妇及行经期间的女性不宜饮用。

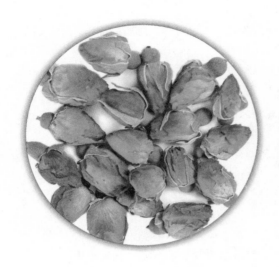

✦ 玫瑰花不仅可供观赏，还能入药，味甘微苦、性微温，归肝、脾、胃经，具有理气、活血、收敛等作用。

解郁茶

材料：玫瑰花、月季花、绿茶各 5 克，桔梗、山萸肉各 8 克

做法：将以上材料置于茶杯中，用沸水冲泡后，代茶饮用。每日 2 剂。

功效解析：活血通经、滋阴理气、疏肝解郁，主治肝气郁结所致的抑郁症。

玫瑰橘络茶

材料：玫瑰花 5 克、橘络 5 克、绿茶 3 克

做法：将以上材料置于茶杯中，用沸水冲泡后，代茶饮用。每日 2 剂。

功效解析：活血通经、疏肝解郁，主治抑郁症。

养肝，这些食物不宜多吃

咸鱼、蛋糕、烤串、松花蛋、方便面、火腿肠……它们可能是肝脏的敌人，不仅会加重肝脏的代谢负担，而且还会损害肝脏的正常功能。因此我们要有一定的了解，尽量在生活中少吃。

⬤ 方便面：肝脏的麻烦制造者

方便面似乎已成为很多学生和上班族生活中不可缺少的食物，它既美味又方便。但是，在这种快餐时代，方便的同时还给我们带来了很多健康隐患。要知道，常吃方便面对身体是非常有害的，到底会对身体造成什么样的伤害？

方便面等是肝脏的麻烦制造者。

方便面中的主要成分是面粉和油脂、调味料，蛋白质、脂肪、碳水化合物、维生素、卵磷脂以及各种矿物质等人体所必需营养物质的含量都非常低。经常食用方便面可能会造成人体营养不良，进而引发一系列疾病。同时，其中过多的油脂还容易堆积在体内，形成营养不良性脂肪肝。

方便面属于油炸过的干脆食品，常吃的话容易出现肚子胀、胃痛等症状。而且方便面的调料包中含有大量调味剂和添加剂，长时间食用的话会使

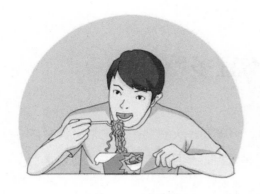

◆ 方便面是最没有营养的食物之一，同时经过油炸，吃完后很容易上火。

人味觉迟钝，影响正常食欲，一般说来，喜吃方便面的孩子，更容易养成偏食毛病。胃肠功能失调，往往也会累及肝脏。

喜欢干吃方便面的人吃完方便面会觉得口干发热，其实这时候火气已经开始在体内积压了。即使是泡着吃，超过一定的量也会上火。人上火的话，往往容易发脾气，情绪也很难控制，而肝喜舒恶怒，这一切不良情绪都会加重肝脏的疏泄负担。

所以，能不吃就不吃或尽量少吃。此外，香肠和罐头食品常含有对人体不利的食品色素与防腐剂等，如果经常食用这些食品，也会增加肝脏代谢和解毒功能的负担，从而容易致病。

🌿 腌制食品：高盐的危险品

风靡全中国的韩剧，不可避免地带来了韩国的饮食文化，市场上韩国餐馆、烤肉店也越来越多，泡菜、石锅拌饭等当即成为很多人的最爱。又酸又辣的泡菜，虽然可以调节胃口，增加食欲，但长期食用，就容易引起疾病。

咸鱼、腊肉、虾皮……随时都能吃，方便又省事，香肠更成为坐火车、去郊游的休闲食品，这些腌制食品虽然帮我们减省了生活中很多琐碎的麻烦，但也对身体造成不少伤害。为了防止食物变质，人们在加工腌制食品的过程中会放入很多盐。人吃盐太多本来也没有什么好处。因为人身体里盐太多的话，就像吃饭吃咸了想喝水一样，身体所需要的水分会相应增加，这样身体中保存了太多的水，肾脏的负担加重，患高血压的可能也增大。另外，盐分中含有一些有毒杂质，比如亚硝酸盐、硝酸盐等。腌制时间越长，这些有毒杂质累积越多。人吃过之后，肝脏只能排出一部分毒素，大部分还会留在体内，存储在肝脏内，因此，常吃腌制食品对身体不利，尤其对肝无益。

为了方便保存，腌制食品中还会加入一些防腐剂。香肠、方便面等之所以能长期保存，还能保证颜色、香味不退，都是因为加入了防腐剂。常吃可能引发胃癌。

常吃酸菜、泡菜，当心得癌症

腌制食品中含有一些有毒杂质，比如亚硝酸盐、硝酸盐等。体内的细菌可以将硝酸盐还原为亚硝酸盐，亚硝酸盐容易在肠胃中合成化学致癌物——亚硝胺，人们经常食用腌制食品，就可能诱发肝癌。

腌制食品不仅含有有毒成分，腌制过程中还会破坏一些营养物质，比如维生素。腌制蔬菜的过程中，蔬菜中的维生素 C 会受到破坏，甚至"毁灭殆尽"。

如果实在很喜欢腌制食品的话，我们也应该适当做一些处理，减少其中的毒素对人体的损害。比如水煮，很多腌制食品中的致癌物通过水煮会明显减少。

鉴于腌腊食品的危害，每个人都应该少吃，更不用说肝脏有问题的人。

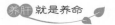

甜食：披着甜蜜外衣的杀手

女人喜欢吃甜食是很正常的事，美味可口的蛋糕确实诱人，甜美下午茶的滋味沁人心脾，大餐馆或西餐馆里的饭后甜点想想都可以流出口水来，巧克力、葡萄干、西梅干的魅力更是令人难以阻挡，但是多食甜食却会损伤我们的肝脏。

大部分人只知道，常吃甜食容易让我们的体重增加。其实，它还会影响肝脏健康，诱发一些肝脏疾病。很多人都知道"胖人先胖肝"，一些体型偏胖的人往往有脂肪肝，他们大多也喜欢吃甜食，而

> **水果蛋糕就能多吃么**
>
> 别总以为水果蛋糕比纯粹的奶油蛋糕含的糖分少，其实，水果蛋糕中的水果大部分是水果罐头，根本没有什么营养价值。草莓、葡萄、猕猴桃、火龙果……也不够新鲜，而且数量很少，还不如直接吃新鲜水果呢。

食糖过多，除了被人体吸收的那一部分以外，剩余的部分会转化为脂肪储藏在肝脏中，造成肝脏的代谢负担。同时，脂肪堆积会造成肥胖，而肥胖又是众多疾病之源。

几乎所有甜味食品中，都含有大量用白糖或糖浆做成的甜味剂。白糖在体内的代谢需要消耗多种维生素和矿物质，因此，经常吃糖会造成维生素缺乏、缺钙、缺钾等营养问题。肝脏分解毒素的代谢过程需要维生素、矿物质的参与，甜食吃太多势必会造成肝脏养分不足，进而造成肝脏排毒和代谢减慢。毒素不能及时得到分解并排出体外，停留在体内，又造成肝脏的负担。久而久之，肝细胞会渐渐受到损伤甚至坏死，引发肝脏疾病。

　　此外，糖十分容易发酵，可以加重胃肠胀气，且容易转为脂肪，从而加速肝脏对脂肪的储存，导致脂肪肝的产生。

　　大量吃甜食虽然有害，但如果少量并在合适的时候食用，对健康也具有一定的好处。两餐之间上午十点左右，和下午四点左右是食用甜品的最佳时间。如一些条件优越的外资企业会在此时安排一点甜点和咖啡让员工们享用并休息片刻。此时间段适当品尝一点甜食，可以消除疲劳，调整心情，减轻压力。但只能"点"到为止，切记不可多食。

　　血糖浓度降低的时候，少量吃糖可以紧急补充。低血糖患者饥饿时会感到眼前发黑、四肢发软，最好的办法就是马上喝一杯糖水。不好好吃早饭的人，临近中午时常会感到昏昏沉沉、注意力不能集中、思维能力下降，这时如果吃点甜食，就能快速恢复大脑功能。

　　此外，运动员在剧烈运动前如果补充少量含糖饮料，可以帮助他们提高运动成绩；运动之后及时补糖，可以消除疲劳。普通人如果在洗澡前、饥饿时、需要提高注意力时少量吃糖，也有好处。

🍂 烧烤、麻辣烫：吃着过瘾却很伤肝

　　很多食物经过烟熏火烤之后，的确很香，那股焦香味吸引着很多人。夏

> ✦ 这里的胡椒指的是胡椒树的籽种，味辛、性温热，多吃容易引起上火，因此孕妇、身体有炎症、阴虚内热者不宜食用。

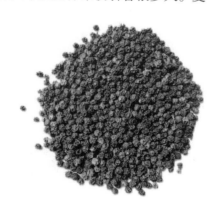

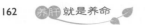

天的时候，去郊游、野炊，也是一件快事；或者三五成群地来到大排档，要一些烧烤，喝喝啤酒，也是美哉、快哉。但是中医讲，辛多伤肝。香辛调味料加在食物里的量虽然只有一点点，但是对于肝脏而言，它也算是一种"毒"素。一旦进入人体，肝脏就非得对它解毒不可。

大量的研究表明，生肉直接在高温下进行烧烤，分解的脂肪就可与肉里蛋白质结合，产生一种叫苯并芘的致癌物质。烟气中也含有这种致癌物质，会加重肝脏的解毒负担。

肉类在烤炉上烧烤，维生素和氨基酸遭到破坏，蛋白质发生变性，这些营养的摄入，又会影响到肝脏的正常工作。

烧烤食物外焦里嫩，有的肉里面还没有熟透，若是不合格的肉，吃进去的人可能会感染上寄生虫，为肝脏埋下隐患。

经过烧烤，食物的性质偏向燥热，加之孜然、胡椒、辣椒等调味品都属于热性食材，很是辛辣刺激，有可能损伤消化道黏膜，大大刺激胃肠道蠕动及消化液的分泌，还会影响体液的平衡。因此，这些燥热的食物吃多了容易上火，造成肝火旺盛。

中医理论认为，过食的辣的东西还会引起肺气偏胜，克伐肝脏。由于肝

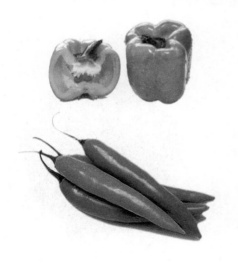

◆ 辣椒，一年生草本植物，味辛、性热，凡阴虚火旺、咳嗽、咯血、吐血、便血、目疾、疮疖和消化道溃疡的病人不宜服用。

藏血，主筋，辣的东西吃多了，会导致筋的弹性降低，血到不了指甲，就会易脆、易裂。因此，常出现头晕目眩、面色无华、视物模糊等肝血虚症状者，应少吃点辣。

为了我们的健康，烧烤、麻辣烫等食品宜少吃。如果偶尔吃一吃，吃完之后也要采取一些相应的补救措施，比如吃一些富含维生素 C 的新鲜蔬菜和水果，起到一定的防护作用。

葵花籽：含有大量不饱和脂肪酸

有着"阳光之籽"美称的葵花籽，一直是人们心目中的健康食品。这不仅是因为葵花籽中维生素 E 含量非常高，对身体有好处，多吃葵花籽有助于脸部肌肉运动，从而具有美容功效，更重要的是其含有多种有利于健康的成分。

晚上嗑瓜子会长胖

有人做过统计，每 100 克葵花籽所含的热量比同等重量的米饭、肥肉还要高。晚上边看电视边嗑瓜子，瓜子中的热量和脂肪当然会堆积在体内，腰围会增大，体重也会增加，血压、血糖、血脂也将不好控制。

但是葵花籽含油量高，且这些油脂大多属于不饱和脂肪酸，进食过多不但会消耗体内的胆碱，使体内脂肪代谢失调，脂肪沉积于肝脏，将会影响肝细胞的正常功能，造成肝功能障碍，还容易引起结缔组织增生，甚至诱发肝组织坏死或肝硬化。

有些葵花籽在炒制时加入香料，如桂皮、大茴、花椒等，对胃都有一定的刺激作用，尤其是桂皮中含一种黄樟素的物质，动物实验证实，这种物质有致癌作用。吃得太多，会加重肝脏负担，进而

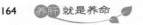

造成肝脏解毒功能下降。而且，多吃葵花籽儿还容易上火，造成肝火上亢。

很多人吃葵花籽的时候喜欢用牙嗑，吐壳的时候会把大量津液吐掉，据测定，每天嗑250克葵花籽，就会失掉2500克津液。这就是为什么人们嗑完瓜子后，总是感到口干舌燥。

津液有助于清除口腔食物残渣，减少细菌繁殖和发酵，并能保护口腔黏膜。经常大量嗑瓜子儿会影响人的口腔健康，甚至影响消化。消化不良势必会对肝脏造成影响。

因此，葵花籽不宜多吃，吃时最好用手剥皮。而且，吃起来也要适可而止，每次80克左右为宜。此外，患有肝炎的病人，最好不要嗑葵花籽，因为向日葵生长迅速，容易吸收土壤中的重金属，人吃了含有重金属的葵花籽以后，体内脂肪代谢很可能发生障碍，大量脂肪堆积在肝脏中，严重影响肝功能。

松花蛋：过量食用会导致铅中毒

松花蛋较鸭蛋含更多矿物质，脂肪和总热量却稍有下降，它能刺激消化器官，增进食欲，促进营养的消化吸收，中和胃酸，清凉，降压。具有润肺、养阴止血、凉肠、止泻、降压之功效。此外，松花蛋还有保护血管的作用。同时还有提高智商，保护大脑的功能。

但松花蛋少吃有益，多吃却对身体有不良影响。

常听人说松花蛋不能吃，主要是对松花蛋含有重金属铅的顾虑。铅在人体内能取代钙质，如果经常食用松花蛋，可能导致钙质缺失，造成骨质疏松，甚至还会出现铅中毒。还可能导致贫血症状，引起免疫力低下。

松花蛋在制作过程中，必须浸渍在强碱溶液中，以达到蛋白质的变性，并产生特殊的风味及色泽。如果长期食用松花蛋，还能够导致人体对矿物质的吸收性能减弱，造成缺少钙铁锌等矿物质的症状。因此，从营养价值的角度来说，松花蛋并不是个很好的选择。

松花蛋中还存留有大量细菌。专家指出，干净的松花蛋蛋壳上只有 400 ～ 500 个细菌，而脏的松花蛋蛋壳上则有高达 1.4 亿～ 4 亿个细菌，这些细菌若大量通过蛋壳的孔隙进入蛋内，吃了这样的松花蛋就会中毒。

微波炉里转一转会更安全

有的人以为，吃剩的菜放到冰箱冷藏着，就不会感染病菌。其实不然，专家表示，沙门氏杆菌要在 70 ～ 80℃下保持 5 分钟才能彻底死亡。而高温却可以杀死这些细菌，所以，松花蛋去壳后应在高温下蒸 5 分钟，或者在微波炉里"转一转"，放凉之后再吃。

剥开皮的松花蛋，1 至 2 小时内一定要吃完，千万不要长时间暴露在空气中，因为这样会感染沙门氏杆菌。沙门氏杆菌生长的理想温度是 20 ～ 37℃，夏季正好是它们生存的大好时节，它可谓是无孔不入，会与灰尘一起飘浮在空气中，一旦遇到适合的载体就会迅速繁殖。而松花蛋正是它们喜爱的载体，可以为它们提供充足的营养，让其繁殖速度不断加快，如果我们吃下这种带菌的皮蛋，就会引起中毒现象。

此外，松花蛋中往往含有过量的汞。汞是有毒金属，在任何情况下都是不允许用作食品添加剂的，但是间接导致汞及其化合物含量超标的事件也是屡见不鲜。

经常吃松花蛋，汞及其化合物都可以穿过皮肤的屏障进入机体所有的器官和组织，对身体造成伤害，尤其是对肾脏、肝脏和脾脏的伤害最大。从而产生疲劳、乏力、嗜睡、淡漠、情绪不稳、头痛、

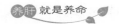

头晕、震颤等症状，同时还会伴有血红蛋白含量及红细胞、白细胞数降低，肝脏受损等。

因此为了肝脏健康，松花蛋实在不适合多吃。而且一旦过期，千万不要再吃了，尤其在夏天。

🍂 鹅肝：并不是吃什么补什么

本着"以肝补肝"的观念，人们为了养肝护肝，通常会选择吃一些动物肝脏，鹅肝因此进入人们的视野。

鹅肝被称为"世界绿色食品之王"，深受欧美发达国家特别是法国人的青睐。有人说，法国菜是世界顶级的菜肴，法国菜中有一道比较有名的菜就是鹅肝。在法国人眼中，鹅肝就是"餐桌上的皇帝"，相当于中国菜中的鱼翅、鲍鱼。甚至有人说，没吃过鹅肝，就不能算是真正吃过法国菜。

但是，鹅肝吃多了容易诱发脂肪肝。原因在于，从组成来看，鹅肝中50%是脂肪，相当于装饰蛋糕上奶油的脂肪含量，因此，不管怎么说都属于高脂肪食物。

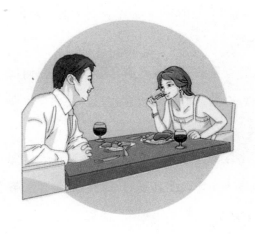

✦ 一顿浪漫的西餐，可能就给你的健康埋下了安全隐患。

肥鹅肝虽然是通过脂肪沉积而形成，其中的脂肪大多是不饱和脂肪酸，它可以降低人体血液中胆固醇的含量，减少胆固醇类物质在血管壁上的沉积，减轻与延缓动脉粥样硬化的形成，对人体健康有益。但是鹅肝中饱和脂肪占到三分之一，它可以提高人体的胆固醇含量。一起吃下去的那些不饱和脂肪并不能阻止它如此"作恶"。可见，鹅肝并不是完全对人体健康有益的食物。

只要脂肪被吸收利用了，不管它是饱和的还是不饱和的，都会增加热量，人体根本没有办法分辨出来哪些热量来自于饱和脂肪，哪些来自于不饱和脂肪，更不用说对它们区别对待了。

鹅肝就是鹅的脂肪肝，饲养时每天让鹅食用大量高脂肪的食物，使鹅在很短的时间内形成脂肪肝，想一想，当人们吃了一只患有脂肪肝的鹅肝，人的肝能不变大吗？

事实上，光是 50% 左右的脂肪含量以及三分之一的饱和脂肪，就足以认定鹅肝是一种垃圾食品了。而且，不管怎么说动物的肝脏跟人体一样都是代谢毒素的，其中或多或少总会残留一些毒素，人食用后就会进入人体，随血液带入肝脏，让人的肝脏来分解。因此，鹅肝不宜多吃。如果真的非常喜欢吃，每次不要超过 100 克。

🌿 大鱼大肉：吃多了脂肪肝就会找上你

美食当前，一不小心吃多了，肚子里满满的全是油水，辛辛苦苦控制的腰围体重全都前功尽弃，去医院体检还查出了脂肪肝。

许多人都认为天天吃大鱼大肉很营养，但当他们真正这样做的时候却发现身体会出现种种的不良信号，莫名其妙地感到疲倦、头晕、体力不支等。这是为什么呢？

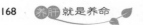

整天大鱼大肉，首先垮掉的是肠胃，然后是其他脏腑。脂肪是人体正常运作不可缺少的营养物质之一。大鱼大肉中含有很高的脂肪，适当地摄入可以供给人体能量，维持人体正常的生理功能。但是如果过多地食用，不仅会导致肥胖，还可能患上脂肪肝。

人体的代谢能力是有限度的，超过了限度，代谢产物就会淤积在肝脏。大鱼大肉中的脂肪和毒素当然也会堆积在肝脏，影响肝功能，甚至引发肝脏疾病，我们最常听到的就是脂肪肝。

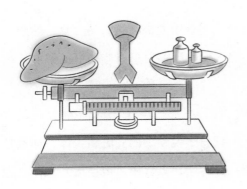

◆ 肝脏上淤积了大量的脂肪，肝脏的重量严重超标，你离脂肪肝也就不远了。

我们知道，肝脏就是人体分解毒素的化工厂，脂肪分解后被小肠吸收进入了血液，之后血液将脂肪分解后的产物带入肝脏，肝脏会对脂肪进行转化和合成。如果人体吃进去的脂肪太多，肝脏就会很忙，它本来不用干那么多的活儿，现在却要不停地工作，如果有一天它干不动了，难以分解的脂肪就会逐渐在肝细胞内堆积，慢慢地脂肪肝出现了，进一步恶化下去还可能会引发肝纤维化，继而发展成肝硬化、肝癌。

有人说，大鱼大肉吃多了，饭后刮刮油不就行了么？其实我们没有必要刻意去清肠，只要注意饮食荤素搭配就好了。如有大鱼大肉，也一定要有青菜。荤食也可以清蒸或水煮，这样不但可以保留营养成分，还可以减少油脂摄入加重肠胃、肝脏的负担。或者在饭后两个小时的时候喝杯浓茶，以减少脂肪的摄入量，让肝脏少受脂肪的侵害。对于有肝病的患者，则一定要多吃些清淡的食物。

鱼生：好吃但不能贪吃，当心肝吸虫病找上你

如今，生鱼片已经成为日常餐桌上的美味佳肴，可是你在享用美味佳肴的同时有没有想到生鱼中含有能够让人生病的寄生虫、病菌、病毒呢？它们会对人体健康带来什么致命的伤害呢？

吃鱼生不伤肝的诀窍

常吃生鱼片，可能会感染病毒。为了避免肝吸虫病危害人体，我们一定要将鱼做熟，做透。无论是蒸煮，还是炸炖，高温可以将生鱼片中的寄生虫、细菌、病毒全部杀死，而且熟透的鱼口感也不错。

生鱼体内含有许多寄生虫，如肝吸虫、管圆线虫等，人食用后可能会患肝吸虫病。人如果患了肝吸虫病会有什么症状呢？初期病人会感觉全身乏力、发热、消化不良、肝区疼痛，出现黄疸症状；严重的病人会表现出营养不良的症状，如全身浮肿与腹水，小孩子患上肝吸虫病以后肝脏会明显肿大，而且非常坚硬，严重影响生长发育，甚至引发侏儒症。成年人感染了肝吸虫病还可能导致门脉高压症，同时并发胆结石、急性胆囊炎或胰腺炎等。

如果有上述症状，自己又经常吃生鱼片，应该尽快去医院检查，以确定是否患上肝吸虫病。如果患了肝吸虫病，应及时治疗，以免延误时机，到最后病情加重。诊断肝吸虫病需要检查大便和十二指

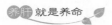

肠，最简单的办法是检查大便，看看其中是否有肝吸虫卵，如果有，说明已经感染了肝吸虫病。但这种方法效果并不明显，虫卵的检出率较低。还有一种方法就是通过十二指肠引流术，取出十二指肠液或胆汁，这样虫卵的检出率可大大提高，对确诊肝吸虫病有很大帮助。另外，肝脏 B 超、CT 或核磁共振对诊断也有帮助。

目前治疗肝吸虫病较好的药物有吡喹酮和阿苯达唑。并发胆囊炎、胆总管炎或胆石症的患者，还必须及时通过手术进行治疗，以免病情加重。

生鱼片味美，对身体却有百害而无一利，所以，喜欢吃生鱼片的朋友们要尽早改掉这种不良的饮食习惯，不要贪一时之口服，否则追悔莫及。

第五章
养肝·男女

男人、女人都逃不开的养生话题

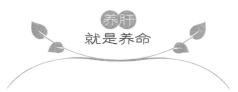

养肝
就是养命

"女子以肝为先天"，养好肝，就能拥有好气色，好身体。都说，35岁是女人的一道坎儿，不懂保养的女人衰老得很快。但35又何尝不是男人的一道坎，工作不满、薪资不高……如果再不开始保养就真的"三十难立"了，男人养生先养肝，肝好身体才会好。

女人这样养肝不易老

女人这一辈子都和血有不解之缘。除了每个月必须来的"好朋友"，后来怀孕、生产，甚至哺乳，女人一生所经历的每一个生理过程都和血息息相关，因此，"女人以血为本，以血为用"，要想一生健康幸福，就一定要从养血做起。

肝不好，月经不调，生的宝宝身体也不好

宝宝身体不好，天气一变就感冒发烧，因为妈妈肝血不足。别把不好的肝脏留给孩子！

从小女孩到女人，再到老太太，女性一生都"与血结缘"。不管是女性来月经，还是怀孕生孩子、哺乳，都需要血的参与。或许恰恰是因为这样，女人才要养血。而女人养血先要养好肝。因为肝脏是人体的血库，人缺血就会变得憔悴，健康也就无从谈起了。如果肝健康的话，女人月经和生产也不会太痛苦。

女性月经周期规律，经期血流量正常的话，说明肝血充足，肝功能正常。反之，则说明肝有问题。所以，月经是女性健康的"晴雨表"。

医学上认为，月经有一定的规律，正常女性的月经周期一般是 28 天左

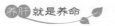

右，早一天或者晚一天都属于正常范围，行经的天数一般在 4 ～ 5 天左右，月经周期的血流量大约为 75 毫升。

可是生活中很多女孩子都有一个烦恼的事情，就是月经总是提前，20 多天就来一次。也有女生例假期间血流量很多，一来就是 7 天。

中医认为，女性月经提前或者血流量过多都与肝脏虚弱有关。如果女性肝气虚弱，无力调节血流量，血液就会偏离运行通道随便行走，导致月经过多，甚至"崩漏"。"崩漏"要怎么理解呢？比如从水龙头放水的时候，把旋钮转到最大，水流如注，这就是"崩"，转到最小，但不完全关掉，水就会稀稀拉拉地往下滴，这就是"漏"。西医把这种情况称为功能性子宫出血。另外，如果一个人非常容易生气，动不动就发火，也可能会出现月经提前和月经过多的情况。

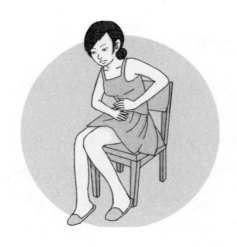

✦ 痛经是很多女人都会面临的问题，每次一来月经，就要忍受疼痛的折磨，很多人都认为这是血虚体寒导致的，其实很大一部分人痛经是由肝血不足、寒凝导致的。

月经提前或者月经量过多，意味着流的血比别人多，势必会导致贫血。贫血的人会经常感觉心悸，晚上睡不着觉，白天干什么都无精打采的，腰酸腿痛，走两步就累了，能坐着就一定不站着，能躺着就一定不坐着。

生活中还有一些女性月经总是推迟，而且月经量非常少。经常一个多月才来一次，每次不到 3 天就结束，血流量还不足 20 毫升。中医认为，这种月经失调的状况也和肝脏有着很大关系。因为肝是人体的大血库，具有贮藏血液、调节血量的功能。肝血充足，月经才会正常来。如果肝血不足，月经就会推迟，血流量也会减少，甚至闭经。另外，与人的心情也有很大关系。如果快来月经的时候，总是遇到不顺心的事情，心情郁闷，或者心里放着事情，不知道找谁诉苦，就会抑郁，也就是肝气郁结。肝气郁结，肝脏调节血量的功能失常，血流不出来，导致月经延迟，或者月经量过少。

肝不好，影响的是两代人

别以为肝不好苦的只是自己，尤其是处于孕育期的女性，你的肝不好会直接遗传给宝宝。宝宝身体不好，抵抗力差，天气一变就感冒发烧，很多情况下是因为妈妈在怀孕期间或者哺乳期肝血不足，把不好的肝脏留给了孩子。

月经失调，很多女性觉得司空见惯，习以为常，况且又不影响正常生活，有的女性甚至认为月经量少是好事，省事也省钱。

可是，你知不知道，月经失调还会影响到下一代？这又怎么解释呢？

经常见到妈妈抱着生病的宝宝去医院打点滴。打点滴需要找血管，大人一般在手背或胳膊上都能找到，宝宝的胳膊上是找不到的，只能把头发剃了，在脑袋瓜儿上找。看着宝宝的小脑袋上扎着针，妈妈们别提有多心疼了。可是，这些都是妈妈把不强壮的器官遗传给了孩子。

为什么这样说呢？我们知道，肝主藏血，而血液是人体各个器官正常运转的原动力，全身上下都需要血液的滋养。人体中的血液如同土地中的水一样，没有水，土地会变得贫瘠甚至干裂，这样的土地上长出来的任何东西都没有生机，抵抗力也不强。肝藏血充足的人，免疫力很强。当然，贫血后，人的免疫力会下降。如果女性在这个时候怀孕并且生下孩子，那么肝血不足的器官也会留给孩子。孩子的免疫力才会那么低，身体那么弱。

月经总是推迟的妈妈生下的宝宝很可能患多动症，上学以后总是没有办法集中精力听课和写作业。此外，当肝有问题的时候，女性还要受痛经的折磨。造成女性痛经的原因主要有：当女性肝血不足的时候，子宫内的血液太少，因为得不到足够的津液滋养，就会"痛"，也就是中医所讲的"不荣则痛"；而当肝气郁结，气血运行不畅的时候，也会"痛"，这是中医所谓"不通则痛"。

因此，月经提前或者延后，月经量过多或者过少，是否痛经，都与肝有着密切的关系。女性进入青春期以后，每个月都会来一次月经，一辈子要损耗大量的气血。只有把肝脏养护好，调理好，达到身体的气血平衡，健康才能经得住这"细水长流"。

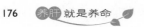 准妈妈们，需要肝血的滋养

结婚好几年，补品倒是吃了不少，为什么总怀不上呢？看着同学的孩子都会打酱油了，着急死了。

现代生活方式的改变和忙碌工作带来的巨大精神压力，不孕不育就像流行性感冒一样，突然出现在人们的生活中。其实，大多数女人能够顺利怀孕，而一些女人不管怎样都怀不上。当然，怀不上孩子的原因是多方面的，遗传是一方面。但是也有一部分女人，自己的兄弟姐妹就有三四个，可

是自己却连一个都生不出来，真是令人苦恼。

有人说，女人生孩子要耗费很多的精力，从精子进入人体，与卵细胞结合成受精卵开始，会在妈妈的子宫内生长十个月的时间，在这期间，受精卵需要不断地通过胎盘从妈妈的血液中获取营养，也就是说怀孕需要消耗妈妈大量的血液。可以说，妈妈孕期停经就是为了孕育胎儿，中医上称之为"聚血而养胎"。

而看起来怀孕与肝脏毫不相干，可是，你别忘了，妈妈血液充足，胎儿才能存活下来。而妈妈体内的血液需要仰仗肝脏，因为"肝藏血"。如果肝血不足，怀孕后的聚血养胎很容易消耗大量肝血，使妈妈肝血越用越虚，体内津液不足，肝阴无法克制肝阳，肝阳偏亢，妈妈就容易出现眩晕等症状。而

宝宝个子小是因为妈妈肝不好

别人家的宝宝刚生出来的时候有七八斤，而自己家宝宝只有六斤。不是因为怀孕的时候没有补好，而是妈妈肝血不足。宝宝需要从妈妈的血液中吸取营养，如果妈妈肝血不足，宝宝无法获得足够的营养成长。

如果妈妈怀孕时肝血不足，使胞脉失去肝血的滋养，妈妈也会常常感觉肚子痛。很多宝宝出生的时候，个子很小、体重偏轻也是因为妈妈怀孕的时候肝血不足，无法提供足够的营养给宝宝。由此可见，肝血充足是妈妈怀孕必不可少的。

不能顺利怀孕的又一个重要原因是输卵管堵塞。我们知道，女性的子宫和卵巢是通过输卵管连接的，输卵管堵塞了，精子进不去，卵子出不来，当然就不能怀孕。中医把输卵管堵塞的情况称作"瘕"，它与肝脏也脱不了干系。"瘕"其实就是女性体内因为气血郁结堵塞脉络，也堵住了输卵管。肝脏还有一个功能——主疏泄，就

是说，肝脏负责调节全身气机运行，如果肝郁气滞，在人体哪个地方郁结了，这个地方就会出毛病，如果在输卵管堵塞了，"瘕"就会出现，就好像水管没有水流时会生锈一样。

如果输卵管堵塞，大部分医生会建议女性去疏通，疏通成功当然好了，女性就能很快怀孕，可是如果疏通不好，还可能患宫外孕。

宫外孕，顾名思义，就是在子宫外面发育胚胎。输卵管畅通的时候，卵子从卵巢中进入输卵管，精子从外面进入输卵管，结合成为受精卵，受精卵会顺利进入子宫进一步发育。而如果疏通不好的话，受精卵在输卵管内行走不便，在还没有到达子宫的时候就走不动了，会在输卵管内慢慢长大。这样的结果是这一边的输卵管完全不通，然后被切除，严重的时候输卵管会被逐渐长大的胚胎撑破，人体会大出血甚至死亡。

哺乳伤肝，肝好才能给宝宝提供充足的奶水

经常听见周围同事朋友抱怨，生孩子以后没有奶水。而有的妈妈奶水多得还往外流，有的时候衣服还会被浸湿。

为什么会有这样大的差别呢？奶水又是怎么产生的呢？

中医上认为"血者，在妇人上为乳汁，下为血海（月经）"，意思是，气血在女性体内行走往上走形成奶水，往下走就是月经。可见，女性的月经和奶水都与气血有着密切的联系。不仅如此，月经还是奶水分泌多少、奶水质量好坏的关键所在。因此，也有人说"月经就是奶水"。有的妈妈在给宝宝喂奶的时候，月经没有了（其实仍在排卵，就是说仍有可能怀孕），就是因为体内的气血全部化成奶水，没有多余的血液行经。

气血与肝脏密切相关，因为肝藏血。肝藏血充足，妈妈气血才会旺。相

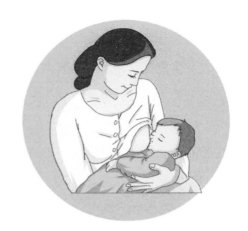

◆ 哺育宝宝是一件很幸福的事情，也是一件很辛苦的事情。同时哺乳对妈妈的肝也有很大的损伤，因此要想有充足的奶水，让大人、孩子都少遭罪，妈妈有一个健康的肝很重要。

反，如果妈妈肝脏不好，气血不足，生化成奶水的能力就相对薄弱，生完孩子之后，就有可能出现奶水不足甚至没有奶水的现象。此外奶水的质地也会比较稀，味道清淡，乳房也容易松弛。

其实，有的妈妈奶水往外流，这与肝脏也不无关系。不要忘了，肝脏除了藏血以外，还有一个重要功能，就是主疏泄，调畅气机。如果妈妈气虚，固摄血液的能力就会下降，奶水就会不自主地往外流，甚至浸湿衣服。

由此可见，哺乳对于妈妈来说，是一件相当耗费气血的事。哺乳的时间越长，耗费的气血越多，肝脏的健康也会受到影响。

很多妈妈产后会遇到一个令人十分苦恼的事情，就是乳房下垂。其实，乳房下垂多是由于气血不足。生产耗费了妈妈太多的气血，气血不足，营养就不足。再加上产后喂奶，孩子吸走了乳汁也就相当于吸走了妈妈乳房内的气血，气血越来越少，乳房就会下垂。随着孩子的渐渐长大，孩子汲取奶汁的时间会变得越来越长，久而久之，妈妈就会感到乳房酸软无力，变得松弛失去弹性，甚至耷拉下来，有的时候还会痛。因此，产后妈妈一定要养好肝。

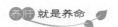

另外，女人生产之后，身体受到一定的影响，气血耗费严重，肝脏受损，疏泄功能紊乱。加上照顾孩子没有经验，心里着急，脾气也会变得焦躁起来。有的时候太过劳累，情绪上也容易沮丧，甚至对未来失去信心，容易患上产后忧郁症。这时候也需要养护肝脏，让肝脏疏泄功能恢复正常，能够有效调节人的情绪。

妈妈产后养肝护肝一定要吃好喝好，这样做一方面是给自己补充气血，另一方面是靠这些营养生化乳汁，喂养孩子。当然，补充营养也要适度。产后妈妈要多吃蛋类、肉类、鱼类食物，多吃富含维生素的食物，以利促进乳汁分泌。另外，多吃就要多运动，避免营养过剩导致肥胖。

> **产后忧郁症从肝调起**
>
> 妈妈产后面对压力容易产生抑郁症，忧郁的妈妈对孩子的成长会产生不利影响。专家建议，产后妈妈要注意疏肝解郁，保养肝脏。可以多喝玫瑰花茶、银耳百合粥、八宝粥等，也可以多和朋友聊聊天、看看电影，尽量让自己保持放松。

肝脏好，才能避免子宫病变

子宫，是上帝赐予女性的特殊礼物，有了它，女性可以孕育生命，可以排除体内毒素，可以说，子宫是支配女性幸福的根源，然而，子宫也是最容易出现病变的器官，现在越来越多的女性深受子宫病变之苦。

很多女性去医院检查出子宫内膜异位或者子宫肌瘤的时候，医生会建议做手术，可是这样做不仅伤身还不容易根治。

中医认为，避免子宫病变可以从养肝入手。这是为什么呢？

看起来子宫和肝脏并没有多大关系。其实，肝经连接着肝脏和子宫、卵巢。女人会来月经与肝脏和子宫都有关系，我们知道，子宫是产生月经的器官，那么，肝脏是如何影响月经周期和月经量的呢？简单来讲，如果肝功能正常，气血充足，才能下注胞宫（中医所谓"胞宫"就是"子宫"），女人才会来月经。反之，如果气血不足，胞宫失养，月经迟迟不来，子宫也会生病。从这个意义上说，子宫的健康与肝脏生化有着紧密关系。如果想要拥有健康的子宫，首先就要维持子宫和肝脏的气血循环关系，让子宫发育好。另外，有关研究表明，患有脂肪肝或其他肝脏病变的女性，得子宫病变的概率可能大幅增加。因此，保护肝脏健康才能预防子宫病变，事实上，中医正是从养肝入手来预防子宫病变的。

养肝有助于恢复子宫原有的生化功能。

事实证明，有脂肪肝或其他肝脏疾病的女性，患子宫病变的概率也比较高。所以，如果不想子宫出现问题，就要先养护好肝脏。

另外，有的女性喜欢吃冰激凌、喝冰镇饮料，过凉的刺激使得身体各项机能无法正常发挥作用，身体里的细胞也会出现一些异样的情况，比如子宫内膜粘连、子宫肌瘤、卵巢囊肿等，其实，这些都是代谢不畅使得废物排不出去囤积在体内的结

✦ 经常按摩中极穴对改善痛经、子宫肌瘤等有很好的作用，该穴位于身体的中心线上，在距离肚脐下方4寸的位置上，平时平躺下来，用中指或食指指端向下用力按压即可。

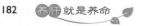

果。而出现囤积物如同便秘一样，都是身体生化机制紊乱的信号。而这都与肝脏的生化功能密切相关。

所以，要想拥有健康的子宫，首先要维持子宫和肝脏的正常功能和肝脏循环的气化关系。子宫发育得好，进入20到40多岁性生活比较频繁的时期，子宫才有可能不出现问题。另外，还要注意改掉不当的生活作息和饮食习惯，避免扰乱肝脏生活，导致子宫病变。

内分泌失调易衰老，肝供血不足是病源

不吃辣、不沾肉，竟然也长小痘痘；明明不热却总是出汗，吹着空调也"大汗淋漓"；小女生，身上汗毛多得跟男生一样，还长了"胡子"；年纪轻轻却长出了不少白头发，看起来老了不止十岁。

20出头就长出了白头发，原来的黑发也失去了光泽，人看起来老了，自信也跟着丢了。

中医认为，头发变白的主要原因是气血不足。"发为血之余"，头发的生长源于气血的濡养。气血

长白头发了，要调内分泌更要养肝

中医上把头发变白的原因归结为气血不足。而西医则以为白发早生是内分泌失调的结果，其实内分泌系统的功能与肝脏有关。所以，治"少白头"都从肝开始。

充足，头发就会长得乌黑浓密、光亮柔顺；而气血虚弱，头发就会干枯、分叉，容易掉落，还可能长出白发。

气血能否到达头部要看肝脏的功能是否正常。我们知道肝脏是人体的大血库，藏血充足，头发才有可能得到滋养，否则，血液流

不到头部，就容易使头发变白。因此，治疗白发早生就要补肝血，养好肝。

西医以为，激素在神经系统的影响下参与人体新陈代谢过程。激素过多或不足，都会使代谢紊乱。肝脏有制造和调节激素的功能，如果肝脏出现问题，肝脏调节激素的功能降低就会使某些激素在体内堆积，引起代谢紊乱。如性激素分泌减少时，人就容易衰老，白发会早早地长出来。体内雌激素过多时，女性可能会月经失调，男性可能会出现乳腺增生的情况。

中医也认为部分内分泌系统的功能与肝脏有关，由于肝经连接着生殖器官、肝脏、甲状腺、大脑等。所以，当内分泌失调时，也可以从保养肝脏入手。

在日常生活中，为了保持内分泌正常，我们要尽量少吃油炸熏烤等燥热食物，多吃水果、蔬菜等有利疏解肝气的食物。

◉ 女人想要皮肤水润不显老，肝好很重要

没有熬夜，没有生病，平白无故地脸色发黄、肌肤失去光泽，连白头发都长出来了，还总想找个人吵一架，是因为岁月流逝，更年期提前了么？也许，是肝生了病呢？

女人最在乎的一件事情就是气色好，为此，她们几乎每天都在想怎么调理能让自己面色红润。当然，如果一个女人气色好，整个人看起来光彩照人不说，还会散发出朝气与活力。

中医说，"女子以养血为本"，没有了血，女人的幸福就像无米之炊。女人的一生都在大量流失血液，肝脏作为女人身体里的血库，本身就比男人要脆弱得多。再加上大多数女人心思缜密，多愁善感，比男人更容易肝气郁结，使肝受伤。中医说，"女子以肝为天"，肝好皮肤才会好，一旦肝脏出现

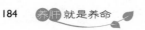

问题，扰乱了内分泌，皮肤就会变黄，甚至冒出痘痘，长出色斑。所以，好好养肝护肝，才能养出花样女人。

生活中，很多女人为了保持容颜，买来很多化妆品。又是抹又是敷的，每天都期待着从脸上看出她们想要的效果，可都事与愿违。有的人也会以为是不是这个产品本身效果就不行，然后换回来另一种，可脸依旧没有变好，反而变得红肿，甚至瘙痒、脱皮。

其实她们忘了，皮肤跟肝脏的新陈代谢有绝对的关联，是反映肝脏健康与否的重要指标。肝脏的功能弱，解毒不给力，就容易在血液运行丰富的地方生出斑来。肝好的女人，皮肤就有光泽。所以说，女人要想容颜不老，一定要把养肝放在首位。

中医对于养肝，强调要经常疏肝气、清肝毒、降肝火、养肝血。疏肝理气能够使全身气机疏泄通畅，气机运行不受阻碍，脸上就不会长痘；清热解肝毒可化解代谢掉体内垃圾，人体无毒素，脸上就会红润有光泽；降肝火可以平衡体内阴阳，阴阳调和，皮肤才不会干燥；养肝血可以滋养全身脏器，肝血充盈，身体肌肤才会富有弹性。

中医认为，女人绝经期的前10年，也就是40岁到49岁之间，肝会比较虚弱，脸上也容易长色斑。这时候女人更加要注重疏肝理气，否则很快就会衰老。相信每一个女人都想拥有美丽的容颜，但是女人的美丽源于健康，健康的肝才是美丽的基础。所以，聪明的女人从现在开始养肝护肝吧！

🌀 是药三分毒，平时保养好身体少吃药

前几天还很暖和，突然一下子天气变凉了，人也开始感冒发烧。好像每次感冒都吃这个药，还记得第一次吃的时候，只吃了两颗感冒药就好了，后

来，一次比一次吃得多。

常言道，是药三分毒。肝是最容易被药物中的毒素侵害的器官。在前面的章节中，已经做过介绍，肝脏是人体进行药物转化的器官，药物进入人体以后，经过肝脏的分解，一部分毒素会留在肝脏中，日积月累，肝脏中的毒素越积越多，肝功能无法正常发挥，会有更多的毒素进入肝脏。因此，滥用药物不仅会加重肝脏负担，还可能对肝脏造成严重损害，引发肝脏疾病。

维生素吃多了也能得药肝

人体所需的维生素本来可以从正常饮食中获得，如果盲目服用维生素药物，不但不能被人体有效吸收，反而要经过肝脏代谢分解，分解不了就会蓄积在肝脏，引发药肝。

如今服用保健药的人越来越多，人们以为，保健品可以补充人体所需的营养素。实际上，人体所需的各种营养成分本来可以从正常饮食中获得，如果每天服用大量的保健品，大部分营养素不但不能被人体有效吸收，反而要经过肝脏代谢分解，给肝脏带来额外的工作量。而且，有的保健品为了达到自己宣称的"速效"，还会添加一些药物成分，加重肝脏负担。还有一些人盲目补充维生素，当摄入太多维生素时，就会蓄积在肝脏，长时间积累可能导致肝脏损害，甚至出现肝病的表现。

由此，保健品在给我们带来人体所需的营养素的同时，也将会给肝脏带来巨大伤害。专家表示，没有必要吃的药就不要吃，尤其是肝脏不好的人，更应避免或减少服用药物。

很多人认为中药都是纯天然的，所以不会伤害肝脏，可以放心服用。这种观念在人们的脑海中已经根深蒂固，但并不正确。因为

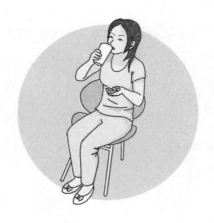

✦ 有病了吃药，这是人们的第一反应。其实每种药物都会有一定的副作用，因此，药还是应该尽量少吃。

中药本身并非没有毒副作用，如果使用不当，还可能引发药物性肝脏疾病。

因此，日常生活中，我们要尽量少用或不用对肝脏有直接毒性的中药。如果确实需要服用这类药，首先应该咨询医生并在医生指导下服用，同时还要定期检验肝功能。

如果在用药过程中发生了药物性肝脏疾病，应该停药，并由医生根据专业知识来判断以后的治疗。通常情况下，及时停止用药，大多数患者的情况会有所好转。在医生指导下，经过适当的保肝治疗，不会发生肝脏衰竭等严重的后果。但是由于药物对肝脏的毒性会因个体不同而有所差异，而机体体质各异，极少数的药物性肝病也可能会转化为严重肝病。另外，中草药成分复杂，很难确认引起肝损伤的究竟是哪种或哪几味药物。有时，甚至连患者自己都不知道处方里含有哪几种中药。因此，一旦用药期间发生肝损害，应尽早就医，由医生确定是否需要停药，乃至随后的保肝治疗。

总之，无论是保健品，还是中药，都可能对肝脏造成一定的损伤。因此，日常生活中一定要避免盲目用药。

女人常吃这些，养肝更养颜

女人养颜从肝养，肝血足了，自然能够面色红润。中医说外养不如内养，而养肝是内养的一个必不可少的部分，可以说，养颜就是养肝。女人养肝最重要的就是补肝血，帮助肝脏排毒。

玫瑰花，疏肝养颜的"花中仙子"

玫瑰花美丽动人，是我们再熟悉不过的花，作为爱情的象征，深受人们的喜爱，尤其在情人节的时候。如果女性在这一天能收到玫瑰花，心里肯定特别高兴。事实上，玫瑰花还可以入药，你知道吗？

玫瑰花药性非常温和，味道甘甜，可以润养心和肝，疏解肝内藏着的郁气，安抚急躁的情绪，有镇静、抗抑郁的功效。

每个人的生活中都少不了烦心事，不想吃饭、不想说话、不想做事，甚至不想睡觉也都稀松平常。工作不顺心，和朋友闹矛盾，一直生气烦躁怎么办？喝杯玫瑰花茶吧！闻一闻玫瑰花香，一定让你心旷神怡，压抑的心情顿时舒服很多。

玫瑰花茶的做法是：把事先准备好的玫瑰花瓣放到茶壶或者茶杯中，倒入适量的开水之后，盖上盖子焖 5 分钟，揭开盖子，等温度适合入口的时

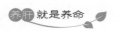

候，先深吸口气，闻闻玫瑰花香，再慢慢品味茶汤。如果感觉口感不理想的话，还可以根据个人口味加入适量的冰糖或者蜂蜜。

玫瑰不但可当茶饮，还有人把它做成玫瑰露、玫瑰酱。玫瑰露的做法是：事先准备50克干玫瑰花蕾，冲洗干净，分成3部分待用。往锅里倒入500毫升的水，把第一部分花蕾放进锅里，小火煮到花蕾变色，然后捞出。倒入第二部分花蕾，煮到花蕾变色再捞出，放第三部分，煮到锅里的水变少颜色变深，就可以出锅。

玫瑰花还是最好的活血化瘀药，非常适合女性朋友。我们平时所说的脸色不好或脸上长斑、月经失调、痛经等症状，都和气血运行失常、淤滞于子宫或面部有关。一旦气血运行正常了，自然就会面色红润、身体健康。玫瑰水，或者玫瑰露，就可达到疏肝理气的效果而改善月经不调的状况。

> ### 玫瑰酱的做法
>
> 把玫瑰花洗干净，去掉花托、花萼后，把花瓣撕下来。放到太阳底下晒，晒得半干的时候，磨碎。放到锅中，加入适量的水和红糖，大火煮开，改小火熬成黏稠的糖稀，再加入适量白酒，稍微煮一会儿，关火。冷却之后就可以装瓶了。

菠菜炖猪血，疏肝顺气养肝血

菠菜是一味青色的菜，根据中医五行理论，青色入肝，菠菜能够增强肝脏功能，所以说，菠菜是肝脏的滋养品。

俗话说，"菠菜豆腐虽贱，山珍海味不换"，菠菜是绿色蔬菜的佼佼者，阿拉伯人甚至称之为"蔬中之王"。菠菜味甘、性凉，能够调和气机，具有活血润肠、滋阴平肝等功效，其中含有丰富的植物纤维、维生素及微量元素，不仅可以提供多种人体所需的营养物质，还能促进新陈代谢，既能抗衰老又能增强青春活力。另外，还可以降低血糖，平衡体内的脂肪。《本草纲目》中认为，菠菜能够"通血脉、开胸膈，下气调中，止渴润燥"。可见菠菜确实可以使气血运行正常。

在日常饮食中，经常来点菠菜，不但可以让菜肴赏心悦目，还可以保护肝脏。我们知道气以上行为顺，青色蔬菜可以让肝气像树木的枝叶一样自由伸展，使肝气运行畅通无阻。肝中气机自由自在循行，血随气动，血液运行也会顺利。气血通畅，有助于增强免疫力，预防疾病的发生；也有助于美容养颜，增加个人魅力；还有助于舒畅心情，更加有利于肝脏健康。

菠菜可以清炒，也可以炖汤，不过最好的方法是和猪血搭配。根据中医五行说法，红色入心，具有补血养心的功效。菠菜和猪血一起烹调不仅可以增加菜肴的美感，同时还能气血双补。气血充足，才能从根本上解决肝脏的问题，养肝护肝的疗效才会更加显著。因此，肝脏功能不好的朋友们，不妨尝试一次，用菠菜猪血汤来养肝。

菠菜猪血汤具有补血养心、疏肝理气的功效，这道菜所需要的食材有：菠菜 3 棵，猪血 100 克，葱 10 克，食盐、香油适量。做的时候

✦ 青色蔬菜具有疏肝理气的功效，多吃青色蔬菜能够让肝气像树叶一样自由伸展。

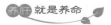

要首先择去菠菜的黄叶和根，冲洗干净后切成段；把猪血洗干净后切成片；再把葱切成段备用。把锅放到火上，倒入适量香油，油热后炒葱段，炒香葱段以后放入适量开水，用大火煮开。再把猪血放入锅中，再次煮沸后加入菠菜段、盐，煮3分钟即可食用。

巧除菠菜涩味

做好的菠菜猪血汤，如果吃起来有涩涩的味道，口感就会大打折扣。那是因为菠菜中含有草酸，它会阻碍机体对钙的吸收，在做汤之前，先用开水焯2～3分钟，菠菜的涩味就会被彻底除去。

心急吃不了热豆腐，经常吃菠菜猪血汤也不可能在最短的时间解决肝生理功能的问题。不管是调理肝还是其他脏腑，都需经历一个循序渐进的过程，因此养肝护肝一定要懂得持之以恒。

砂仁橘皮粥

生活中，不少人脾气大，容易发怒，中医以为，发火跟肝脏有密切关系，不管是肝气郁结还是肝火上亢，都会损伤肝脏，所以我们要学会"息怒"。这里为大家介绍一款食疗方，就是砂仁橘皮粥。

中医上把橘皮叫作"陈皮"。橘皮气味芳香，可以疏肝理气。根据中医五行理论，黄色入脾，生活中吃黄色的食物，看黄色的东西，用黄色的药物保健都有助于脾胃健康。因为橘皮是一味黄色的中药，所以，它对调理脾胃也有帮助，具体而言，橘皮能强健脾胃，补脾胃之气，增强脾胃生化气血的功能。

需要注意的是，橘皮一般不单独使用，需要和其他食材或药材搭配起来，它也只起辅助作用。另外，陈皮，顾名思义，越陈越好。不像生活中我们买吃的东西总喜欢买新鲜的，总觉得新鲜的东西营养价值高。陈皮放置的时间越久，药效才会越强。

　　橘皮有很多种用法，煮粥、炖肉都可以用。煮粥的时候放点儿橘皮，不仅芳香可口而且开胃；炖肉的时候丢点橘皮进去，不但可以使汤清香扑鼻，还有助于去除油腻，另外还能起到健脾开胃、疏肝理气的作用。除此之外，橘皮还可以和砂仁一起做成橘皮砂仁粥。

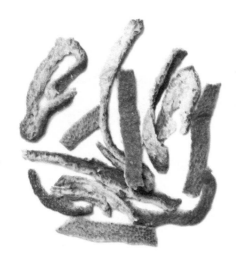

　　✦ 干橘皮即陈皮，橘子晒干后的果皮，味苦辛、性温，归肺、脾经，具有理气健脾、燥湿化痰的功效。

　　✦ 砂仁，多年生草本植物的果实或种子，味辛、性温，入脾、胃经，具有行气调味、和胃醒脾的功效，适合于治疗胸脘胀满、腹胀食少等病症。

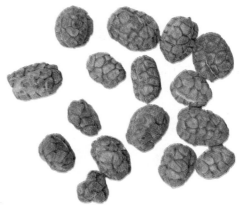

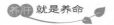

《本草纲目》中说，砂仁能"补肺醒脾，养胃益肾，理元气，通滞气"，可见，砂仁也是疏肝健脾的中药。用砂仁可以煮粥、煮汤，甚至也可以当零食。

因为砂仁和橘皮都有助于行气疏肝，所以将二者搭配起来做成粥——砂仁橘皮粥就是一味健脾开胃、疏肝解郁的药膳。它的具体做法是：

准备食材：砂仁10克，橘皮5克，粳米100克。做的时候首先要把粳米淘洗干净；把砂仁研碎；橘皮也要清洗干净备用。将橘皮和粳米一起放入锅中，加入适量清水，用小火煮。熬到粳米快开花时，加入砂仁末，然后再熬5分钟即可关火食用。

因为砂仁含有多种挥发油，所以煮的时间不宜过久，以免降低效力。砂仁橘皮粥适合脾胃功能不好、平素心情抑郁的患者食用。而阳虚和实热的患者则不宜服用。砂仁橘皮粥除了可以疏肝健脾外，还能美容养颜，因此，比较适合女性服用。

肝肾同源，男人养生先养肝

人到中年最怕肾虚，也许肾虚是对男人尊严的挑衅。因此，人们时时把补肾挂在嘴边，殊不知养肝和补肾同等重要，而且补肾不当反伤肝。其实，真正肾虚的人适当补肾也无可厚非，只是肝肾同源，男人补肾首先要养肝。

肝肾同养，男人补肾先补肝

中年男人，在单位是中流砥柱，回到家又是主心骨。健康的体魄是男人为事业打拼、为家庭操劳的基本筹码。不少男性正值壮年，健康却出了很大的问题，患上各种慢性疾病，如高血压、高血脂等，脂肪肝、酒精肝更是再寻常不过的疾病了。在这样的情形之下，一些人首先想到的是肾"虚"了，于是开始千方百计地寻找补肾良方，其实，补肾不当反而会让肝脏苦不堪言，如果肝脏出现问题，生命也可能会受到威胁。

中医自古就有"肝肾同源""精血同生"的说法，具体说来，肝脏和肾脏之间存在着相互联系、相互影响的关系，据《黄帝内经》记载，"肝藏血，肾藏精"，精能生血，血能化精。肝肾同源，精血同生，肝血依赖肾精的资助，肾精足则肝血旺，肾精亏损也可能导致肝血不足。肾精也有赖肝血的滋养，肝血旺则肾精充，肝血不足也会引起肾精亏损。

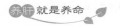

　　男人补肾先养肝，为什么这样说呢？肾虚在中医上有肾气虚、肾阴虚和肾阳虚三种情况，但无论哪一种，都要先补肝血。肝血充盈，血液才能顺利转化为肾精，肾精才能充满，肾藏精的功能才能正常发挥。可以说，补益肾精的时候应当先补充肝血。

　　许多肝脏疾病都源于不良的生活习惯。在中国最容易使男人受伤的是饮酒。一直以来，社会上都流传一种说法——少量饮酒有益健康。然而，世界卫生组织表示，这种说法其实并没有科学依据。酒精对肝脏的伤害非常大，酒精中的乙醇和亚硝胺可以使肝脂肪变性，引发酒精性肝炎、肝纤维化甚至肝癌。因此，世界卫生组织呼吁，饮酒越少越好。除了喝酒以外，工作压力大、紧张、熬夜也在伤害男人的肝，尤其是熬夜。长期熬夜，使肝脏得不到足够的休息，可能紊乱体内血脂、血糖的代谢，引发高血脂、高血压、糖尿病等。烟草中所含有的有毒物质，能够损害肝脏功能，抑制肝细胞再生和修复。因此男人养肝首先要注意保持健康的生活习惯。

　　男人也需要疏肝理气。"男儿有泪不轻弹"，男人遇到不顺心的事情，总是憋在心里。时间长了，就会肝气郁结，而肝喜疏恶郁，所以抑郁、生气发火等不良情绪容易导致肝脏疾病。所以，男人更要懂得疏肝理气。

　　另外，均衡的营养、充足的睡眠、适当的运动，对于肝脏健康都很重要。

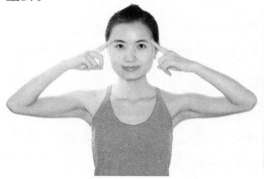

◆ 太阳穴，手指放在睫毛尾端与眼睛尾端的中央，向鬓角滑动时，所接触到的骨头凹陷处就是太阳穴，左右各一，每次以食指指腹顺时针方向按摩半分钟，再以逆时针方向按摩半分钟，能使高血压、头晕头痛的症状得到缓解。

拒绝伤肝伤肾的"五劳七伤"

人的一生，除了工作就是休息。"食饮有节，起居有常"，劳逸结合，才能健康长寿。现实生活中很多人的病就是累出来的。除了累，还有一些不良的生活习惯损伤了脏腑，导致身心健康出现了问题。中医里面将这些损伤身心健康的行为归结为"五劳"和"七伤"。

所谓"五劳"，就是久视、久卧、久坐、久立、久行。所谓"七伤"指的是大饱伤脾；大怒气逆伤肝；强力举重，久坐湿地伤肾；形寒、寒饮伤肺；忧愁思虑伤心；风雨寒暑伤形；大恐惧、不节伤志。无论是"五劳"还是"七伤"，都会损伤肝肾，危及身心健康。

年轻不是本钱

别以为现在还年轻，抽烟、喝酒、熬夜，无论做什么身体都能承受得了。现在身体没有出现问题是因为气血还比较充盈，身体的抵抗力也比较强。等到五脏衰老了，身体就会不舒服，甚至生大病。

我们先来解释"五劳"伤肝的原因。中医认为，久视伤血，久卧伤气，久坐伤肉，久立伤骨，久行伤筋。由于气、血、筋、骨等都与肝脏密切相关，因此无论是伤到了气、血，还是扭到了筋、骨，都相当于损害了肝脏。

五脏需要气血的滋养，肝脏也不例外。同时肝藏血，主疏泄。肝脏储藏足够的血液，为身体各部分提供营养，以维持身体正常的生理功能。负责身体气血疏泄畅通，进而将气血津液输送到全身各处。身体过于劳累，气血耗损严重，肝失去养分，藏血和疏泄功能失调，统摄不利，使得脏腑阴阳气血失衡，各种疾病相继出现。因

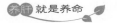

此，想要身心健康，生活中无论做什么都要适度。

除了"五劳"会伤肝，"七伤"也会损害肝脏健康。中医认为情志归肝所主。当我们愤怒的时候，会耗损肝脏中的气血。反过来，如果肝血不足或者肝气郁结，人也容易发火。同样，当我们忧郁恐惧的时候也会耗损肝血，肝脏受损，也会影响人的情绪。

或许，有人会怀疑，大饱、强力举重、寒饮等明明伤的不是肝啊，为什么要说"七伤"伤肝呢？因为五脏相连，心肝脾胃肾彼此之间相互影响，虽然大饱伤的是脾；强力举重伤的是肾；寒饮伤的是肺……但时间久了，肯定会波及肝脏。因此，想要拥有健康的身体，我们一定要养成良好的生活习惯，从平时一些生活小细节着手呵护好自己的身体。一旦发现身体出了毛病，就要及时调理，以防病情恶化。

男人肝好，神清气爽精神足

为什么总是感觉口干舌燥，喝多少水都还是渴？吃什么都觉得不好吃，是不是嘴太刁了？怎么一到晚上就睡不着觉，眼睛也像充了电似的精神？总想熬夜，一熬就熬到半夜一两点，怎么办哪？白天干啥都没精神，喝咖啡都没有用……去医院体检，还什么都检查不出来。

——说明你的肝脏有毛病了。

身为男子汉，在社会上生存所面临的压力难以想象。教育孩子，赡养老人，生活压力越来越大。孩子慢慢长大，日常开销、教育经费也要跟上。父母年纪越来越大，头疼脑热的也都不可避免。家里人多了，需要更大的房子，可是一路攀升的房价，难免让人感觉力不从心。工作上也不省心，升职加薪，竞争越来越激烈。外出应酬被脂肪肝、酒精肝悄悄盯上，加班熬夜伤了精气神……在体力、精力赶不上消耗的时候，你能为健康做些什么？

人们首先想到的往往是补肾，其实，如果肾不虚，就不要去凑这个热闹。因为乱补对身体也没好处，还会祸及肝脏。

这时正确养护肝脏就能够为你的健康加分，为什么呢？

中医把肝被称为"将军之官"，主疏泄，管理身体的气血水液的正常运作。肝脏疏泄正常，人体气血才能升降顺畅，身体才会舒服。

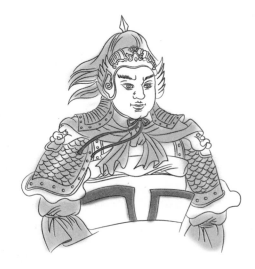

✦ 肝，被称为身体的"将军之官"，管理着身体的气血水液的正常运作，因此，肝不好，五脏都会受到牵连。

肝脏也是人体的排毒器官，通俗点说就是抵抗病毒，排除毒素。养护好肝脏，就能增强我们的免疫力，减少病毒的侵袭，身体也少遭罪，气色也会变好。

因为肝脏与眼睛、指甲、筋骨、神经、精神情绪等有密切关系，所以肝血充足的人皮肤细腻有光泽，指甲饱满健康，眼睛炯炯有神，身材矫健，动作敏捷，心情舒畅，经常开怀大笑，在哪里都是一副精气十足的样子，这样的男人看起来就很潇洒、很帅气，肯定也比常常愁眉苦脸、闷闷不乐，还动不动就冲人发脾气的男人要受欢迎得多。

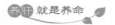 肝藏血，肝血常补才能常新

肝脏是人体的大血库，能储藏血液、调节血量。中医认为"肝藏血"，肝脏藏血充足，人体才能正常活动，如果肝血不足，人就总感觉没有精神，容易疲劳，或者眼睛酸涩，看不清东西甚至视力减退，或者晚上想尽各种办法都睡不着……也有人将肝称之为"血海"。

我们知道水库都有阀门，平时的工作就是蓄水和放水，当水库中的水变旧的时候，就会打开放水的阀门，让旧水流出去，打开蓄水的阀门，让新水流进来。它放水的原因在于水需要吐故纳新，只有把不新鲜的水排出去，才有空间接纳新鲜的水。肝脏也是如此，作为身体里的大血库，人体的血液也需要推陈出新，废旧的血液需要淘汰，新鲜血液需要产生。只有不断将旧血排出去，才能让新鲜的血液流进来。中医上讲，血属于阴性的物质，所以治疗肝脏疾病时常会提到"阴常不足"，对于肝脏来说，血液永远不会溢出来，所以，无论怎么补肝阴都不会出现问题。

除此之外，肝脏能够自己打扫卫生，不但把不新鲜的血液排出去，还能将新陈代谢的产物也一起清理走。如果妨碍肝脏这一工作，垃圾堆积太多，排出血液的阀门就会被堵住，长此以往，肝脏就成了只会蓄存血液不会排出血液的器官了，但只蓄不放的结果是，总有一天这个大血库完全崩溃。

晚上11点到3点是肝脏自我修复的时间，也是肝脏打扫卫生的最佳时间。根据相关学者的研究，人只有在静止的时候，血液才会流进肝脏，所以我们一定要配合肝脏的活动，在这个时候进入睡眠状态，让肝脏顺利产生新鲜血液，淘汰旧的血液。

另外，这个时间还是最佳的排毒时间，如果这个时候不睡觉，火气会越来越大，口干舌燥，虚火旺盛的人状况会进一步恶化。

🌿 黄疸，尿黄如茶，当心肝炎找上你

有些脸色发黄的人常常会担心自己是不是得了黄疸，那么什么是黄疸呢？其实，黄疸与我们常说的"面黄"不大一样，它不仅脸色发黄，身体也会发黄，通常情况下，连小便的颜色也会加深，看起来就像浓茶一样。

黄疸的程度常常反映肝脏受损害的程度。当肝脏、脾脏受到损伤的时候，体内部分老化的红细胞会形成一种叫胆红素的物质，这种物质随血液流经肝脏的时候，经过肝脏的分解，又会随着肝脏制造的胆汁进入胆囊储存起来。需要消化食物时，这种物质又会随着胆汁进入肠道，之后排出体外。这就是为什么黄疸病人的尿液会是黄色的。当肝脏的损害程度加重的时候，血液中的胆红素也会增加，这样很多都会沉积在皮肤或身体黏膜，就会出现脸色发黄、身体发黄的症状。

中医上讲，黄疸是肝胆湿热引起的。湿热的产生可能是受周围环境影响，也可能是饮食不注意，体内生出湿热之气。

具体来说，在夏秋之交，湿气较重的季节，如果身体虚弱，湿热之气很容易侵入体内，由表及里，进入到脾胃，结果人开始没有食欲，时不时还会感到腹胀、腹痛，

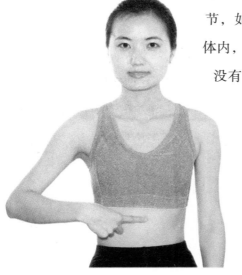

✦ 中脘穴位于身体的中心线上，距肚脐上方约 4 寸的位置，脾胃虚弱、经常腹胀、腹泻的人可以时常按一按，按摩时以拇指指腹向下按压，用力不要太大，以免压迫腹部内脏。

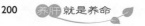

并伴随腹泻等症状。

现代饮食越来越丰富，快餐店到处都是，人们为了节省时间，也都去吃快餐。油炸食品吃多了，肉吃多了，都可能是导致湿热内伤的原因。

脾胃中的湿热进一步影响肝脏，肝脏疏泄功能失常，使肝气运行不畅。胆附于肝，胆汁的排泄也将不循常道。外溢的胆汁随血液沉积在皮肤，身体就会变黄，下注到膀胱，小便就会呈现黄色。

还要说一下，黄疸的起因，虽然以湿邪为主，但还有一些是寒邪引发的。有些女性在夏天喜欢吃冰激凌，喝冰水，过凉的刺激，损伤肠胃的阳气升发，体内水液代谢失常，停滞化为湿气，从而落下一些脾胃虚寒的病根，寒邪瘀滞，久而久之也会影响到肝胆的功能。

饮料喝多了易得脂肪肝，试着多喝些水吧

身材看起来很苗条，为什么体检结果会是脂肪肝？小年轻，肝脏先早早地"胖"了起来，以后怎么办？等着高血压、冠心病、糖尿病找上门什么都不做么？

现在很多年轻人都喜欢喝可乐、奶茶等饮料，其实，饮料喝多了对人体没什么好处。因为，这些饮料往往含有过量的果糖，这些物质被带入肝脏以后，非但不受肝脏的控制，还可以转化为更多合成脂肪需要的甘油，进而成为威胁肝脏健康的隐忧。当人体摄入量足够大时，果糖就会成为合成脂肪的原料。

有人做过一项研究，结果表明，果糖能降低人体内胰岛素的敏感度，还会减弱肝脏处理脂肪的能力，并且使肝脏内的脂肪产生过氧化反应，从而引起肝细胞衰亡，甚至肝纤维化等病变。因此，过量饮用饮料很可能就是脂肪

肝的元凶。

碳酸饮料中还有过多的脂肪酸，进入人体以后，不能被肝脏转化成能量，反而留在血液中，时间长了会损坏血管，进而诱发动脉粥样硬化、心脑血管等慢性疾病，威胁人体健康。

平时我们有个头疼脑热的，去医院看病，医生都会建议我们多喝水。这不仅是因为药物溶解在水里才能被人体吸收，而且水本身就有镇静、清热、排毒的作用。

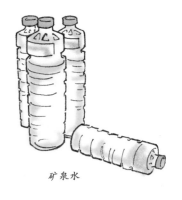

矿泉水

✦ 碳酸饮料 PK 矿泉水，你觉得哪个更健康？

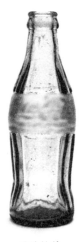

碳酸饮料

专家提醒，作为身体代谢紊乱的信号，脂肪肝是可以预防的，最简单的方法就是多喝水，少喝饮料少喝酒。

首先，多喝水能减少毒素对于肝脏的损害。初春寒冷干燥易缺水，多喝水可以帮助身体补充体液，增强血液循环，促进新陈代谢。还可以促进腺体，尤其是消化液和胰液、胆汁的分泌，帮助身体对于营养物质的消化与吸收，减少代谢产物和毒素对肝脏的损害。

其次，少喝饮料少喝酒有助于肝脏阳气的升发。喝酒虽然有疏通经络、

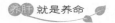

活血化瘀的功效，也有利于肝脏阳气的升发，但喝得太多就会伤及肝脏，要知道肝脏代谢酒精的能力是有限的。医学研究表明，体重60千克的健康人，每天只能代谢60克酒精，如果超过这个量，就会影响到肝脏的健康，严重的还会引发酒精中毒，甚至危及生命。饮料中的高果糖也不利于肝脏的健康，所以我们一定要少喝。

多喝水，并不是多多益善，一般来说，成年人每天需要喝水2000毫升，老年人需要1500毫升，肥胖者因体内水分比正常人少15% ~ 20%，所以每天饮水量需2200 ~ 2700毫升，平均每3小时摄入300 ~ 500毫升。水的最佳选择是白开水、矿泉水、净化水等，如果觉得淡水没有味道，可以根据个人需要喝一些清淡的茶水。

营养过剩型脂肪肝患者，饭前20分钟或应酬时饮水，使胃有一定的饱胀感，可降低食欲、减少进食量，有助于减肥。现代人喜欢喝各种饮料，而

喝水就能预防脂肪肝

对于喝水，我们再熟悉不过了，可是你知道么？喝水还能预防脂肪肝。多喝水可以促进身体对于营养物质的消化与吸收，减少代谢产物和毒素对肝脏的损害。

且人们的选择也异常丰富，最好的饮料其实是最原始的白开水，牛奶、豆浆、各种饮料和汤水都不能代替白开水。这些饮料中固然含有大量的水分，但同时也有一定量的蛋白质、糖和盐分，进食过多，会增加对水的需求量。咖啡和浓茶更不能代替水，因两者都有利尿作用，多喝有时会引起入不敷出，造成体内缺水。所以白开水是最经济、最健康的饮料，也可选清淡的绿茶、菊花茶等。

对于肥胖型脂肪肝病人来说，每日摄入适量的水有助于肾脏功能的正常发挥及减轻体重、促进肝内脂肪代谢。建议每天饮水量在

2000 毫升左右。但也不要一次饮得太多，以免给消化道和肾脏造成负担。

碳水化合物主要由粮谷类供给。除蔬菜、水果所含天然碳水化合物外，尽量不要食用精制糖类、蜂蜜、果汁、果酱、蜜饯等甜食和甜点心。因为糖类摄入过多可增加胰岛素分泌，促使糖转化为脂肪，不利于脂肪肝的消除。

因此，我们建议大家要多喝水，不能只喝饮料。别看你这么瘦，饮料喝多了，也会患上脂肪肝。另外喝水还要讲究时间和方法，每天早、中、晚都要喝上 1 ~ 2 杯水，慢慢喝、细细品，我们不仅可以从中喝出有一点甘甜，还会润肠排毒，小便清长，大便通润，人自然也神清气爽。

男人养肝吃这些，肝肾同补精神足

男人一旦跨过 40 岁的门槛，健康会滑坡，身体会发福，精力也跟着慢慢减退，喝酒、抽烟、熬夜是肝脏最大的敌人，但只要用对方法，适时排除毒素，照样能够拥有健康的肝脏，照样能够拥抱幸福的生活。

菊花酒，既强肾又保肝

菊花酒是一种保健酒，用菊花酿酒从汉朝时期就已经盛行。由于保健效果很显著，所以民间形成了在重阳佳节饮菊花酒的传统习俗，也被人们看作是重阳必饮、祛灾祈福的"吉祥酒"。

前面的章节中已经介绍过，菊花是清肝明目的"大将"，李时珍以为，菊花可以"治头风、明耳目、去痿痹、治百病"。菊花酒是由菊花与糯米、酒曲酿制而成的酒，古人称之为"长寿酒"，味道清凉甜美，常饮可活血行气、抗衰老、延年益寿。明清时候，人们做菊花酒时加入了一些中药，比如生地黄、当归、枸杞等，保健效果更加突出，不但可以养肝、明目、健脑、延缓衰老等，对头晕目眩、疲劳多梦等也有不错的疗效。菊花酒种类繁多，

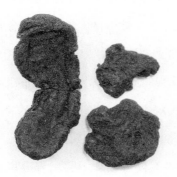

◆ 地黄，玄参科地黄属多年生草本植物，味甘、性寒，归心、肝、肾经，具有养血补血、凉血、强心利尿、解热消炎、促进血液凝固的作用。

◆ 当归，多年生草本植物的根，味甘辛、性温，归肝、心、脾经，具有补血活血、调经止痛、润燥滑肠等功效。

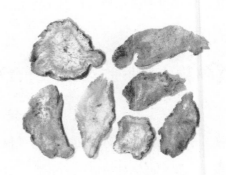

主要有枸杞菊花酒、花糕菊花酒，还有白菊花酒。

它的具体做法就是：

首先准备原料：菊花 2000 克、糯米 3000 克、生地黄 1000 克、当归 500 克、枸杞子 500 克。制作的时候，先将菊花、当归、生地黄放入锅中，加入适量的水煎煮，煮好后用纱布过滤备用。然后把糯米放入锅中，加入适量水，煮到半熟的时候，捞出来沥干。再把沥干的糯米放入药汁中，放到火上蒸熟。冷却后搅入适量酒曲，装到坛子里，坛子四周用棉花或者稻草捂严实，等顺利发酵，能够闻出甜味的时候就可以食用了。食用的时候用汤勺舀两三勺，用水冲开服用，每天两次。

古代的菊花酒，是前一年重阳节的时候专门采来刚开的菊花和一点枝叶，放进准备酿酒的粮食中，一起酿酒。可以说，这是专门为第二年重阳节酿的。传说喝了这种酒，可以延年益寿。

传说重阳节喝菊花酒还能辟邪祛灾。

栗子炖乌鸡，疏肝护肾好心情

板栗配乌鸡，适合于肾虚和脾胃虚弱的人群食用，也是健康人常备的强身健体的美味佳肴。具体做法是：

准备材料：鲜板栗10枚，乌鸡一只，生姜一块，食盐适量。做之前要先剥去板栗的壳，取栗仁备用；褪掉乌鸡的毛，去除内脏，冲洗干净晾干备用。将乌鸡、板栗仁一起放入罐中，加入适量清水没过鸡与栗，往水中放入拇指大一块生姜，盖上盖子，用文火焖2小时。起锅时加入少量食盐，搅拌均匀即可食用。注意：最好不要放味精。

栗子与乌鸡搭配，既能秋时补肺，也可以为冬季补肾做好准备，可谓营养与美味兼备。

乌鸡性味甘平，入肺肾，滋阴益气，能双补肺

最好把板栗当零食吃

栗子生吃难消化，熟食又易滞气，所以，一次不宜多食。最好在两餐之间把栗子当成零食，或做进饭菜里吃。由于板栗中含有的糖分不低，饭后吃太多，容易转化为热量，不利于保持体重。

肾。适合所有人，尤其对于体虚血亏、肝肾不足的人效果更佳。

板栗香甜可口，不仅可以做干果零食使用，也可以用作菜肴佐餐，无论是配菜还是单吃，在中国北方地区都比较常见。板栗中含有丰富的蛋白质、脂肪、维生素和大量的淀粉，能防治高血压、冠心病、骨质疏松等疾病，是抗衰老、延年益寿的滋补佳品。板栗中

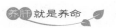

含有的多种微量元素能缓和情绪、抑制疼痛，对于孕妇经常性的情绪不稳有一定的缓解作用。

中医上讲，栗子性味甘温，"主益气，厚肠胃，补肾气"，入脾肾经。具有养胃健脾、补肾强筋、活血消肿等功效。适用于肾虚所致的腰膝酸软、小便多和脾虚寒引起的慢性腹泻，也能强筋健体。中医认为板栗对人体的滋补功能，可以与人参、黄芪、当归等相媲美，对辅助治疗肾虚有益，故又被称为"肾之果"。医学大师孙思邈在《千金要方》中也说过，"栗为肾之果，肾病肾虚者常食效果显，肾为生命之源肾健则长寿也"。

但生吃板栗很难消化，熟吃又容易滞气，所以板栗不适合多吃。每人每次最多吃 50 克左右。吃的时候也要嚼碎了，感觉没有渣子，再一点点地咽下去，才能起到效果。

第六章

养肝·四季

不同季节不同的养肝养命方

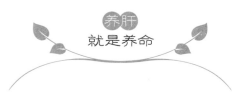

养肝
就是养命

一年之中，寒热温凉的气候变化影响着我们身体生理功能的发挥，所以我们应该顺应四时的气候变化来养生。顺应四季调整自己的生活，在不同的季节用不同的养肝秘方，养肝护肝才有成效，我们也才能保持健康。

春季是养肝的最佳时机

春天冰雪消融，万物复苏。伴随万物的生长，人体新陈代谢也渐趋旺盛。春季养生保健要顺应春天的气息，采取保养肝脏的方法。具体应该做到少吃酸冷辛腻多喝水，多晒太阳多运动，早睡早起……

春季是养肝的最佳季节

人是存在于自然界的生命个体，与自然界息息相关。一年四季的气候变化无时无刻不在影响着人的身体。所以人适应自然，使自己与自然相协调，才是行之有效的养生办法。

经过一个漫长冬季的积累，春季天气逐渐转暖，万物复苏。但这时也是从寒冷冬天向炎热夏天过渡的时间点，天气变化很大。尽管冰雪消融，春回大地，但春寒也可能突然降临，寒暖交替侵蚀着我们的身体。肝功能受损又会扰乱身体气血的运行，使其他脏腑受到干扰。

随着天气的转暖，冬天积聚在体内的阳气也顺应自然，向外升发。如果肝脏疏泄功能失调，疏导功能不能有效发挥，阳气上升太快，可能激发急躁的情绪，人也变得容易发怒。人在发怒的时候，气血都瘀滞在头部，身体其他部位会因为得不到气血的供应而生病。除此之外，体内阳气上升过快，我

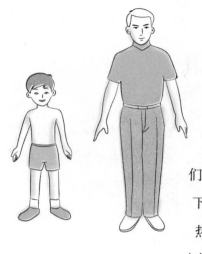

✦ 儿童为稚阳之体，青壮年为盛阳之体，春季是阳气升发的最好时机，一定要好好把握。

们身体中的阳气就得不到补充，抵抗力就会下降，肝火由此被引动，进而诱发热感冒、热咳嗽、热哮喘等多种疾病，或者时常感觉身体寒冷、手脚冰凉、倦怠无力，身体气血不通，食欲不振。由此可见，春季应该保持阳气平稳升发，而阳气升发的速度都要靠肝脏来调节，因此，春季尤其要注意及时养肝。

因为肝气在春天开始升发，如果肝过于活跃也会损害肝脏，引发身心不适，自律神经不调等病症。春季补肝太猛的话，可能引起肝火上扬。因此春季养肝不仅要及时，更要适度。

🌿 春季这样养肝，让肝火不上扬

进入春天，人体的新陈代谢日益旺盛，正是养护肝脏的大好时期。这个时候调养好肝脏，可以有效预防疾病产生。春季养肝要注意以下几点：

少吃酸冷辛腻多喝水

春季气候干燥，身体容易缺水，也容易缺乏维生素，因为春天是蔬菜水果的淡季，市场上蔬菜、水果种类不如夏天多样。人体缺乏维生素就容易上火，春季并发症因此诱发，比如流鼻血、牙龈出血、呼吸道受感染、皮肤过敏，以及头痛眩晕、眼睛红肿等。适宜多吃一些温性食物，少吃酸味。平时饮食应该以清淡为主，避免增加肠胃负担，帮助人体抵抗病毒的侵袭。为保证人体所需维生素能够得到补充，尽量多吃一些时令水果和黄绿色蔬菜，都是养护肝脏的好办法。这时的蔬菜可以选择芥菜、菠菜、韭菜、油菜、香椿、春笋、山药、胡萝卜等，水果主要有甘蔗、橄榄等。豆腐、豆豉等大豆制品富含蛋白质，但脂肪含量有限，是春天应该进补的好东西。鸽子、鹌鹑、鱼等禽鱼类食物，也是高蛋白低脂肪的护肝食物。适当多吃粥、喝茶等也是不错

春天可别"火上浇油"

春天人体内热较旺，饮食不注意或者作息不规律，非常容易"引火上身"。在"上火"期间，不适合吃羊肉、海鲜、肥肉、辣椒等，避免火上浇油。同时应该注意保持口腔卫生，经常漱口，多喝白开水，如果有需要，可以在医生指导下服用"清火"药物。

的选择。经过科学搭配，人体既能吸收足够的营养，又不会沉积太多毒素。像巧克力、蛋糕等甜食或者大鱼大肉、海鲜等过于油腻的食物，以及过于辛辣的食物，特别容易使肝火更旺。

多晒太阳多运动

春天天气变化反复无常，病毒滋生，人体抵抗病毒侵袭的能力减弱。多晒太阳能够帮助人体吸收营养，提高身体免疫力。可以说，多晒太阳是最简单实用的养肝方法。

通常医生会建议吃钙片或者需要补钙的病人多晒太阳，因为太阳紫外线会让人体产生维生素 D，它能有效促进人体对钙的吸收。同时，紫外线具有杀菌消毒作用，能够杀死空气中的细菌和皮肤里的病毒。因此，多晒太阳，可以提高人体对抗疾病的能力。

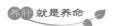
畏寒怕冷、手脚冰凉的人更应该多晒太阳。

春天开展适度的户外运动，舒展筋骨、活动肢体，比如：散步、打球、放风筝、练太极等，都能促进人体气血通畅。根据医院心理科统计，多雨、潮湿、气压低的春季，也是抑郁、焦虑症多发的季节。变化无常、阴雨绵绵的季节，容易引起人脑分泌的激素紊乱，导致神经功能紊乱，从而加剧心理机能的混乱，导致心理疾病的产生。因此，情绪敏感的人群应该多些户外运动，当出现负面情绪时，可通过一些兴趣爱好来转移注意力，加强心理调适。

早睡早起身体好

一些年纪大的人在春天容易犯困，会时常感觉精神萎靡、身体倦怠，甚至旧病复发。这些就是"春困"的表现。有的医生建议，养成早睡早起的生物钟，晚上不要晚于 11 点睡觉，早上起床不要超过 8 点。这样就有时间做一些适当的运动，刺激思维。但是，老年人睡眠质量不高，可早睡，但不一定要早起，中午应该午休。儿童正值生长发育时期，也要通过早睡来保证充足睡眠。

夏季养肝要遵循章法

夏季万物繁盛，暑气当令，人体出汗多，常常感觉身倦乏力、心胸憋闷。夏季养肝要顺应自然，晚睡早起，适当睡午觉；让气机宣泄通畅，保持愉悦心情；饮食上注意荤素搭配、多补水。

夏季养肝需注意的问题很多

炎炎夏日，温度持续偏高，大量出汗，流失了体内大量的水分和电解质，肝细胞也容易受到损伤。

进入夏天，人们多会吃一些凉性的食物来消暑，冰激凌、冰镇饮料更成为人们的最爱，而过凉的刺激却会增加肝脏的负担。很多人还会把冰镇啤酒当饮料喝，而酒精对肝脏的伤害是众所周知的，虽然啤酒中只含有少量的酒精，但其中的乙醇也会转化成有毒物质，从而进一步破坏肝脏。

夏季是一个炎热的季节，人们的情绪也随着天气的变热，变得心情浮躁，中医认为，肝与情志活动关系尤为密切，情绪低落，人体的免疫力就下降。暴躁、郁闷都会使肾上腺素分泌异常，从而损害肝脏，诱发肝脏疾病。对于肝病患者来说，心情不好也可能加重病情。

夏季昼长夜短，很多人会延长夜生活，唱歌、聚会，睡眠不足，会引

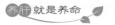

起肝脏血流相对不足，从而使原本已经受损的肝细胞因缺氧、缺血而雪上加霜。

由此，夏天更要打好"肝脏保卫战"，那么夏天怎么做才是对肝脏好呢，在饮食、生活起居等方面要注意些什么呢？

夏季养肝，首要原则是合理膳食。

饮食合理、营养均衡有利于护肝。食物中的蛋白质、脂肪、维生素、碳水化合物、矿物质等每天都要摄取，而且摄取比例也要合理安排。尽量保持五味不偏，少吃辛辣食品。要做到饮食清淡，多吃新鲜蔬菜、水果，尤其要多吃凉性水果，如西瓜、苹果、梨等。

免暴饮暴食，暴饮暴食往往容易造成肝胆、肠胃、胰腺等脏器的过重负担，进而引发肝脏病变。肝病患者还要注意不要生吃海鲜，因为海鲜中的细菌和病毒即使经过过滤，浓度仍然很高，如果未经高温消毒，这些病毒细菌容易进入我们的人体，给肝脏带来沉重的代谢负担，从而引发疾病。

专家指出，运动可以帮助我们消耗体内多余脂肪，提高自身免疫能力。

健康食品藏在大自然中，我们应该在大自然中寻找养生保健的食物，改善日常饮食习惯，合理膳食，最终护理好自己的肝脏。

每天保持适量运动，并根据自身的身体状况适当控制运动量。运动初期，可在不影响身体舒适度的情形下慢跑，以疲劳度控制慢跑时间。任何事情都贵在坚持，养肝也是一样，三天打鱼两天晒网很难见成效。

肝脏已经出问题的人更应该坚持体育锻炼，适当进行一些慢步跑、快步走、骑自行车等有氧运动，这些都可消耗体内热量，控制体重增长。

调整心态，保持心情开朗也可护肝。

医学研究证明，肝脏内分布着丰富的交感神经，经常感到烦躁、忧愁会直接导致肝细胞缺血，影响肝细胞的修复和再生。所以，我们每个人都应该

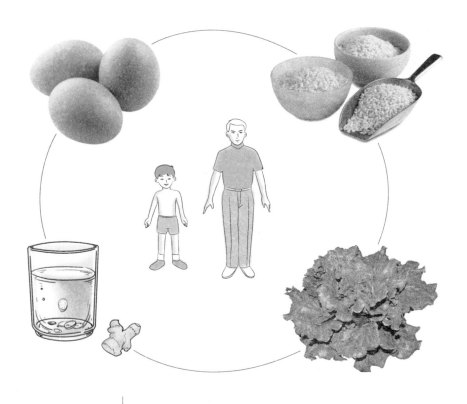

✦ 五谷杂粮什么都吃，才是正确
的养肝护肝方法。

培养乐观、开朗、宽容、放松的健康行为模式和心态。

　　要想肝脏强健，还要学会制怒，即使生气也不要超过 3 分钟，要尽力做到心平气和、乐观开朗、无忧无虑，从而使肝火熄灭，肝气正常生发、顺调。如果违反这一自然规律，就会伤及肝气。

　　肝脏也需要休息。充足的睡眠有助于强化肝脏，因此，专家建议平时累了就要休息。尽量保证晚上 11 点前入睡，因为此时血液流经肝、胆，让身体得到完全的休息，肝脏才可以得到完全的修复。另外，也建议上班族，平时只要忙了、累了，就随时调节、抓空当休息，比如中午睡午觉，通常疲倦

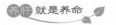

的感觉都可以清除。

夏季养肝护肝，运用以上方法，会起到良好的效果。

夏季养肝饮食很重要

夏季阳气最盛，人体因气温的升高新陈代谢旺盛，大量代谢产物需要肝脏来处理，增加肝脏功能的负担和损伤。人体气血运行活跃，体内水分、电解质及维生素等容易丢失，肝脏血流相对不足，进而影响肝脏的营养供应。因此，我们要对夏季保肝护肝有所了解。

夏天天气很炎热，人们的食欲也会下降。专家认为，在夏天养肝护肝一定要注意饮食调理得当。

中医认为，强化肠胃功能，肝脏才可以得到充分营养。饮食清淡可以减少肠胃负担，可以达到调理肠胃的效果。所以，夏季宜多吃清淡爽口的食物。太过油腻的食物非常容易损伤肠胃。但也要注意摄入足够的蛋白质、维生素、脂肪和纤维。由于人体新陈代谢加快，能量消耗增大，蛋白质的需求量也相应增加。植物蛋白可以从豆制品中获得，动物蛋白除了奶制品外，还应适当地多吃瘦肉。

夏季的肉食以鸡肉、鸭肉、瘦猪肉、鸽肉等性平或性凉的肉制品为好。其中，鸭肉不仅富含蛋白质，而且由于其属水禽，还具有滋阴养胃、健脾补虚、利湿的作用，根据中医"热者寒之"的原则，特别适合苦夏、上火、体内生热者食用。夏季在食用鸭肉时最好炖食，也可加入莲藕、冬瓜等蔬菜煲汤食用。

中医学认为，山药、大枣具有健脾益气的作用，且补而不腻，非常适合脾胃虚弱者夏季煮粥喝，且两者均具有提高机体免疫力的作用，可有效对抗夏季因酷暑而造成的免疫力降低。蜂蜜、牛奶、莲藕、银耳、豆浆、百合既

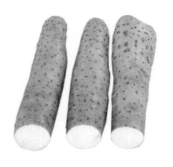

✦ 山药，又称野山药、怀山药，味甘、性平，归脾、肺、肾经，具有补脾养胃，生津益肺，补肾涩精的功效，非常适合夏季食用。

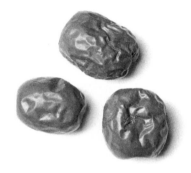

✦ 大枣，又名红枣、干枣，味甘、性温，归脾、胃经，含有丰富的维生素，具有补中益气、养血安神等功效。

可益气养阴，又可养胃生津，是夏季体弱多病、出汗较多、食欲不振者的食疗佳品。

夏季天气炎热，出汗多，人体水分丢失严重，养护肝脏还要注意补充充足的水分。解暑的饮料中以茶水为最佳，特别是绿茶，有消暑解渴、清热泻火的作用。盐开水、酸梅汤也不错。喝水也是有讲究的，不要等到口渴了再喝水，要时不时地想起来就喝，每天喝水量要达到 1500 ～ 2000 毫升。太渴的时候喝太多水会造成肠胃的不适。饭前或者吃饭的过程中喝水还会冲淡胃液，影响消化。此外，适当食用冷饮，能起到一定的消暑作用，但是吃得太多又会刺激肝脏，影响肝功能。

绿色青菜和水果不但不会增加肝脏负担，又富含抗氧化物，对肝细胞的修补有很大帮助。所以，我们平时应该多吃一些养肝生津的水果，如葡萄、西瓜、梨、香蕉等。另外，适当多吃一些食性寒凉的食物，有利于清热消暑，凉血净血，并能增强人体抗病毒和免疫能力。如夏令多吃些黄瓜、冬瓜、苦瓜、竹笋、豆芽等。

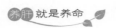

秋季养肝不可不知的法则

秋季万物成熟，燥气当令，受气候影响，人体内肝火容易旺盛而心烦气躁。此时我们最好早睡早起，心平气和，收敛神气，多晒太阳，多锻炼，调节饮食，降低秋燥之气对人体的侵害。

秋季养肝要牢记这几点

秋天气候干燥，加速了人体水分的蒸发，身体容易缺水。而水对肝脏来说很重要，肝脏的代谢过程需要水的参与，如果水分不足，肝脏正常的排毒代谢过程就会受到影响，体内的毒素不容易被稀释，也不容易被分解然后排出体外，就会留在体内，对人体造成伤害，当然，也会对肝脏本身造成损害。

同时，因为气候的关系，人也容易心烦气躁，肝火旺盛脾气偏大，控制不了情绪，也容易伤害肝脏。

另外，天气由热转凉，容易引发感冒，进而增加肝脏的负担。

综合起来看，秋季的养肝护肝就变得尤为重要。

进入秋天，昼夜温差渐渐变大。专家认为，秋季燥气上升，易伤津液，因此，在饮食上应注意祛暑清热。我们可通过多吃蔬菜、水果来降暑祛热，还可及时补充体内维生素和矿物质，中和体内多余的酸性代谢产物，起到清火解毒的作用。适当地多喝些水，多吃多汁的食物，都将有益肝脏。梨是滋润五脏，清六腑的良药；南瓜也有明显的减肥祛脂疗效，同时可以预防肝病、糖尿病。另外，适当多吃芝麻、糯米、粳米、豆类、蜂蜜、乳品等柔润食物，以益胃生津。另外需要提醒的是，立秋之后生食大量瓜类、水果容易引发胃、肠道疾患。因此，脾胃虚寒者注意不宜食用过多。还要注意少吃油腻的食物。

由于肝喜疏恶郁，所以为了肝脏健康，我们要尽量保持良好的心理状态。秋天萧瑟，树叶凋零，容易让人产生悲伤的情绪。而过度的悲伤不仅使人食欲下降，还会导致肝脏气血瘀滞不畅，进而诱发疾病。所以在秋季要保持良好的情绪，要知道花开花落是一种自然规律。还要学会制怒，尽力做到心平气和、乐观开朗，多欣赏身边的美景，经常与朋友、家人沟通，抒发内心的烦闷与不快，使肝火熄灭，肝气才能正常生发、顺调。

早睡早起，规律作息，减少对肝脏的损害。由于人在睡眠的时候，血液回流入肝脏，肝脏才能得到足够的血液滋养，加上身体处于休息状态，肝脏的负担最轻。长期睡眠时间不足的人，容易引起肝火上升。所以，早睡早起

◆ 秋天，人们常常会感到莫名的悲伤，不想吃饭，导致肝气瘀滞不畅。这时要多与家人、朋友沟通，将心中的不快抒发出来，学会制怒。

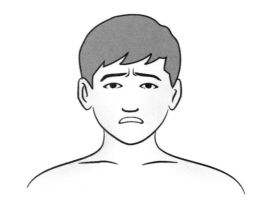

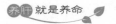

护肝功效非常显著。

开展适合秋季的户外活动，如散步、踏青、打球、打太极拳等，既能使人体气血通畅，促进吐故纳新，强身健体，又可怡情养肝，达到护肝保健的目的。肝病患者适当进行轻微的锻炼，对于病情的缓解将有很大帮助。

🌿 秋季养肝小妙招，让你安然度过"多事之秋"

秋季气候由热渐凉，昼夜温差渐渐增大，虽然秋高气爽，但燥气当令，人体易得"秋燥"。秋燥会导致阴津耗损，出现皮肤干燥和体液丢失等症状，并伤及人体肝脏，导致秋天肝气多虚，故秋季是肝病复发的危险季节。为了不受秋燥的伤害，我们可以通过饮食上的稍微调节，降低秋燥之气，安然度过"多事之秋"。

秋天最大的气候特点就是干燥，空气中缺少水分，人体同样缺少水分。我们人体要经常给自己补水，让体内毒素及时排出，减轻对肝脏的危害。所以，多喝水也就成为我们对付"秋燥"的一种必要手段。但是，如果我们光喝白开水，并不能达到补水的目的。因为水进入人体以后，就会被很快蒸发或排泄掉，很难留在体内参与人体新陈代谢。那么，秋天吃什么润燥呢？

其实，中医有句话："朝朝盐水，晚晚蜜汤"。意思是：每天起床空腹喝淡盐水，每天晚上睡前喝蜂蜜水。因为，喝白开水，水易流失，若在白开水中加入少许食盐，水分就不会那么容易流失了。这样做的理由是：早上喝淡盐水可以稀释一觉起来很黏稠的血液，还有少许消炎的作用。蜂蜜能润燥，所以很适合秋天服用。晚上喝蜂蜜水有助于美容养颜，并补充各种微量元素。所以，更科学的办法是把蜂蜜水留在晚上喝，而早上起来喝淡盐水。秋季喝蜂蜜水的时间也可以选择早上，因为早上喝蜂蜜，可以快速补充体能，让人精力充沛。但是脾胃虚寒的人就不适合起床后马上就喝，可以在早餐里喝蜂蜜水，或者是把蜂蜜抹在馒头或面包上吃，切忌空腹喝蜂蜜，否则就会拉肚子。在秋天，"朝朝盐水，晚晚蜜汤"，既能够补充人体流失的水分，还可以减少秋燥对人体的伤害，能起到除虚热、补肝气之疗效，从而使人健康长寿。

同时，预防秋燥还要注意少吃辛辣刺激的食物，比如：葱、姜、辣椒，尤其是生姜。当然，作为调味品，适当食用并不会对人体产生危害，而且生姜中含挥发油，可以加速人体血液循环；同时也含有姜辣素，具有刺激胃液分泌、兴奋肠道、促使消化的功能；它所含的姜酚，还可以减少胆结石的发生。可见，适当食用生姜对我们的身体健康有好处。但是，民间又有一种说法，"上床萝卜下床姜"，因为生姜本身属于温性，但在烹饪中失去了不少水分，人吃了可能容易上火，加重秋燥对我们人体的危害。所以，秋天辛辣的食物尤其是生姜一定要少吃。

此外还要注意尽量少吃油腻、过咸的食品，少喝酒。

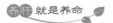

冬季临近春节，一定要养好肝

> 冬季草木凋零，万物蛰藏，人体阴阳消长代谢处于相对缓慢的水平，因此，冬季养肝，也要藏阳气。我们要注意保暖，早睡晚起，并经常调养精神，保持心神安宁，适当锻炼锻炼筋骨。

春节期间养肝注意事项

春节是我国最隆重的传统节日，这个时候全家团圆，大家吃喝玩乐、尽情享受放松休闲的时光。但此时也是肝病的高发时节。专家提醒一定要注意肝脏保护，尤其是肝病患者。

春节期间，家人团聚，心情比较兴奋，但有的时候也会发生一些小的摩擦，但无论什么时候都要保持平稳的情绪，千万不要波动太大，切忌情绪波动太大。首先要学会制怒，即便遇到让人非常生气的事，也要尽力做到心平气和、乐观开朗、无忧无虑，从而使肝火熄灭，肝气正常生发、顺畅而常保健康。

很长时间不见的亲戚、朋友在春节期间会聚在一起聊天、打麻将、玩扑克等，大家往往会玩到很晚，扰乱了正常的生活作息，也对肝脏造成很大的伤害。因此，春节期间要注意保持良好的作息习惯，要把握好午睡与夜间睡眠，尤其是夜间睡眠，最好在晚上 10 点前上床，保证 11 点左右睡熟，为肝功能的修复作好铺垫。

春节期间还要注意合理膳食，避免暴饮暴食，尽量少喝酒。

几乎每家的节日餐桌上都堆满了肉、蛋、鸡、鸭、鱼等食品，很可能会一下子"吃撑了"。因此，我们要特别注意，少吃油腻食物，每餐都应吃些蔬菜。晚餐坚持吃素食，以七八分饱为宜。另外要多喝白开水。白开水可增加循环血量，增进肝细胞活力，有利于代谢废物的排除而收到护肝之效。

酒伤肝，我们都知道，春节期间由于喝得过多而出事的人比较多。因此，节日期间切莫贪杯，啤酒也尽量少喝。亲人朋友聚餐，小酌怡情，喝醉了就不好了。另外，香烟中多种有害物可降低肝细胞的解毒功能，因此也要尽量少抽。

春节期间，小心脂肪肝、酒精肝找上你

春节是全家团聚的时候，也是亲朋好友聚会、联络感情的时候。这时候，每天鸡鸭鱼肉是必需的，喝酒叙旧也是必不可少的。然而鸡鸭鱼肉吃多了，脂肪肝可能也就跟随而来了；酒喝多了，酒精肝也赶来凑热闹了。所以春节期间，切不可贪嘴误事。健康的身体才是给家人最好的礼物。

另外在冬日的中午坚持锻炼，可以提高抵抗力。慢跑、跳舞、跳绳、游泳、踢毽子、爬楼梯、打羽毛球、打太极拳、骑自行车等都是不错的运动方式。坚持每天锻炼 1 次，每次持续 20 ～ 30 分钟为宜。

肝病患者在春节期间要根据医生的建议坚持服药，如果感到身体不适，要及时就医。

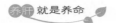

春节期间，只要肝病患者饮食清淡、少喝酒、多休息，保持愉快的心情，坚持锻炼，就一定会拥有健康的体魄。身体健康才能过一个安乐祥和的好年。

❀ 冬季进补，不能一味"盲补"

进入冬季，人们的胃口随着气温的下降逐渐好起来，因此，一到冬季，许多人就张罗着吃各种各样的食物进补了。俗话说："冬季进补，来春打虎。"冬季适当进补，不仅是恢复和调节人体各项机能的最佳时机，而且也为冬季的来临奠定物质基础，对恢复体力、提高抗病能力、减轻宿疾都有重要的意义。但进补要讲科学，不能一味"盲补"。

首先，营养要平衡。

冬季要按照营养平衡的原则来合理安排饮食，单靠一种食物是很难达到补益的作用的。所以饮食应该多样化，并且注意营养均衡：谷、果、肉、蔬合理搭配，适当选用高钙食品。有些人喜欢专门服用一种补品，这样会影响身体的营养平衡，对健康不利。

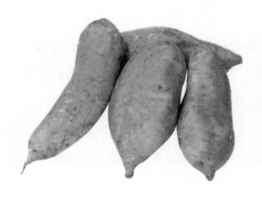

✦ 红薯，又名地瓜，一年生草本植物的根，能提高消化器官的功能，滋补肝肾，也可以有效治疗肝炎和黄疸，能够促进排便，抑制乳腺癌、结肠癌的发生。

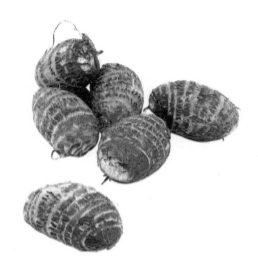

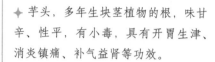

✦ 芋头，多年生块茎植物的根，味甘辛、性平，有小毒，具有开胃生津、消炎镇痛、补气益肾等功效。

进补要以谷薯类食物为主，粗细粮搭配能获得更全面的营养。山药、红薯、芋头等属于薯类食物，比大米、小麦所含的膳食纤维和微量元素要更加丰富，用它们来替代部分主食是个不错的选择。

饮食要清淡，不适合吃太过肥腻和太咸食品。夏季过后，脾胃功能尚未完全恢复，过于油腻的食物不易被消化吸收。冬天阳气日衰，脾喜温恶冷，因此适合吃温热的食物以保护脾肾。但饮食清淡也不是不补，尤其是蔬菜类更不容忽视。所以，秋冬季在适当食用牛肉、羊肉进补的同时，不应忽视蔬菜和水果，它们可以为人体提供多种维生素和微量元素。

其次，冬季进补应该根据个人体质。

进补要根据人的不同体质，一般来讲，个人体质不同，进补方子也不同。"缺什么，补什么"才是进补的基本原则，一些人总以为东西越贵越好，因此不惜重金买来燕窝、鱼翅之类的保健品。其实它们的进补功效不一定好，而十分平常的甘薯和洋葱之类的食品，却也有十分重要的食疗价值。中医的进补原则是虚者补之，不是虚证病人不宜用补药，对症服药才能补益身

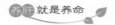

体，否则会适得其反。

最后，进补要适度。

任何补药服用过量都有害，过量进补会加重肝脏负担。夏季人们常吃冷饮、冷冻食品，脾胃消化功能减弱。进入冬天马上开始进补，会一下子加重脾胃和肝脏的负担，甚至导致消化系统功能紊乱。而且，大量进补，体重很容易就会超标。而合适的体重对于肝脏健康来说意义重大，因此冬季进补要适度。

第七章

养肝·肝病调养

肝科医生的肝病
调养公开课

脂肪肝、肝炎、肝硬化、肝肿瘤和肝癌是我国常见的五大肝脏疾病。得了肝病应该怎么办？拖延只会加重病情，毕竟没有人一开始就得肝癌，肝癌也是从较轻的肝病转化而来的。所以，我们一定要积极配合医生，多听听肝脏的"委屈"。

定期做肝脏检查，肝病早知道，早调养

健康体检能够尽早发现肝功能的变化，问题发现得越早，越容易治疗。体检化验指标的结果对于肝脏疾病具有明确的指示意义，可是，你对它们的了解有多少呢？你知道这些指标的正常值是多少么？

每年一次肝脏检查

肝脏是人体最大的解毒器官，担负着多种主要的生理功能，定期检查肝脏可以及时发现肝病。有人说，肝脏是"沉默的器官"，加班熬夜、喝酒应酬、大吃大喝……即使肝细胞受到损伤，肝脏也不会说出来，人也不会察觉，等到身体感觉不舒服的时候，肝病已经很重了。

肝脏检查可以发现肝细胞内物质代谢的异常，也可以判断肝细胞的损伤程度，了解肝脏的疾病情况。

有些人平时不注意保养，不吃早饭，久坐不动，还经常节食，身体不舒服，也因为工作脱不开身，或者根本就懒得去医院看病，没能及时发现病情，以至于发展到不可挽回的地步。

任何疾病都是早治早好，肝病也不例外。

当然，检查结果发现异常，并不能确定患有肝脏疾病。即便不是肝病，

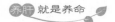

也应尽快查出病因，消除人们心理上的困扰，尽快恢复健康。如果是慢性肝炎，治疗越早，病情越容易控制，改善的可能性也就越大。

因此，为了避免贻误病情，应定期进行肝脏检查，早期发现肝功能异常是十分必要的。

健康检查的数值你了解多少

肝功能化验指标有谷氨酸转氨酶（ALT）、天冬氨酸转氨酶（AST）、尿胆红素等可以反映肝功能异常的检查。如果不是专业人士，很少有人能够看得懂这些检查指标中的意义。

血液检查：了解检查项目与各项指标的意义

血液检查中 AST、ALT 是最基本的检查，它们是存在于肝细胞中的酶，能够参与氨基酸的代谢。

AST 表示天冬氨酸转氨酶，ALT 表示谷氨酸转氨酶，二者的比值在医学上被用作衡量肝细胞破坏程度的标尺。随着肝细胞破坏程度的加重，AST 值会不断升高，所以 AST/ALT 比值越大表示肝功受损越严重。比如：肥胖型脂肪肝或慢性肝炎的 AST/ALT 比值一般在 1 以下，酒精性脂肪肝或肝硬化的 AST/ALT 比值往往在 1 以上，肝癌的比值可能会达到 3。

LDH 表示乳酸脱氢酶，主要在肝脏分解糖的时候发生作用，当肝细胞受到损伤，它在血液中的含量会相应增加。

γ-GTP 是肝、肾、脾等脏器细胞组织中含有的一种酶——γ- 谷氨酰转肽酶，当肝内和肝外胆管系统出现问题时，它们就会进入血液中，随着病情的加重，血液中的含量会越来越多。另外，酒精能够加速 γ-GTP 在细胞中生成，所以饮酒之后血液中的 γ-GTP 数值会有所升高。

ALP 是在肝、肾、肠黏膜等组织中生成的碱性磷酸酶，正常值应该在 110 ～ 340 之间。当出现胆结石或者胆道阻塞时，胆汁无法正常排泄，会倒流入血液，数值就会升高。

LAP 是一种分解蛋白质的酶，叫作亮氨酸氢基肽酶。当患上肝病，引发黄疸时，LAP 数值就会上升。患有急性肝炎时，LAP 值甚至会上升到正常值的 5 倍。

此外，肝功能检查的血液检查还需要检查血清蛋白、胆碱酯酶、凝血因子以及胆红素等。

肝脏健康检查的流程

去医院做肝脏健康检查首先要经过问诊，医生通过了解患者的症状、平时习惯、生活工作状况等来判断是否患病。接着做血液检查和尿检，根据检查结果的数值来诊断，必要时还要做进一步的检查，比如超声波检查、核磁共振成像等。

尿检：探测肝细胞损伤程度

尿检需要检查的项目有：尿胆红素、尿胆素原和尿蛋白。

当肝细胞受到损害或胆道阻塞时，直接胆红素无法进入胆汁，将不得不经由肾脏流入尿液中。正常情况下，尿胆红素呈阴性。如果患有急性肝炎，即使没有黄疸症状，尿胆红素也会呈阳性。

一般情况下，尿胆素原在肠道中被吸收进入肝脏，参与合成胆红素。所以在肝功能正常的情况下，尿液中的胆素原含量比较少。反之，肝功能出现问题时，尿胆素原就会增加，呈阳性。

影像诊断：清晰的肝脏影像，有助于及早发现病情、尽快确诊

常用的影像检查项目有超声波检查、CT、核磁共振成像、肝闪烁造影术和血管造影检查。经过血液检查和尿检，如果怀疑可能患有肝病，就需要再通过影像学检查来确诊。

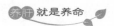

腹腔镜和肝脏活体组织检查

通常，肝病的确诊需要病理学检查。医生通过腹腔镜和肝脏活体组织检查就可以最终确定是否患有肝脏疾病。

腹腔镜检查是在腹部开口，插入腹腔镜，直接用肉眼观察肝脏的状况，再根据看到的情况，采集病理组织标本，供进一步检查。

肝脏活体组织检查可以在超声波检查或 CT 引导下，就是直接从肝脏抽取肝脏组织，放在显微镜下观察肝细胞的病变情况。

脂肪肝：都是肥胖惹的祸

脂肪肝是最常见的肝脏疾病之一。造成脂肪肝的主要原因是肥胖。中医认为，肝失疏泄（肝不能正常疏泄），气血不能正常运行，新陈代谢的产物无法排出体外，不得不堆积在体内。时间长了毒素堆满肝脏中，导致脂肪肝的发生。

西医这样看脂肪肝

脂肪肝是一种常见病，和贫血一样，是西医中的称谓，中医中并没有这种说法。

在西医中，当肝脏内部的脂肪含量超过肝脏总重量的 6%，就有可能患上了脂肪肝，因为正常人肝脏内部脂肪的含量占肝脏总重量的 3% ～ 4%。有时候，西医会用显微镜观察肝组织切片，当出现超过 10% 以上的肝细胞有脂肪堆积时，也就说明有患脂肪肝的可能。这些指标，一般借助超声波、CT、核磁共振等仪器就可以获得。

西医认为导致脂肪肝的原因有很多，酒局、饭局时常光顾，鱼虾、肥肉、甜食吃得太多，肥胖、糖尿病苦不堪言，这些是导致脂肪肝最主要的原因。此外，西医中还有这样一种说法，并不是只有营养过剩才会得脂肪肝，

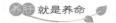

如果营养不良也可能导致脂肪肝。平常经常吃大鱼大肉、每顿饭都是肉不离口，营养过高被脂肪肝缠上，这一点我们很容易理解。但是，为什么营养不良还能得脂肪肝呢？

原因很简单，如果营养物质摄入不足的话，身体内的蛋白质就会亏虚。要知道蛋白质可是身体器官运行的动力，没有了动力，脏腑和器官要怎么正常工作？也正因为蛋白质储备不充分，缺少粮食的肝脏，没有力气分解油脂，导致脂肪在肝脏内部堆积，最后造成脂肪肝。可见，不管是经常大鱼大肉还是节食减肥，根本不碰肉，都会影响到肝脏的正常生理功能。

西医中对于是否患有脂肪肝的诊断，首先要抽血检验，借此来确定病人是不是有肝功能异常的表现。肝功能最基本的血液检查，就是测定肝功能的指标——AST/ALT。我们之前已经讲过，AST 和 ALT 是肝细胞中重要的酶。如果肝脏出现故障，他们就会流到血液中。因此血液中这两种酶的比率，能够敏感地反映肝功能的损伤程度，对于诊断病情具有指示作用。例如：肥胖导致的脂肪肝，肝指数一般在 1 以下，而酒精性脂肪肝的肝指数要超过 1，随着肝功能损伤程度的加重，肝指数会升高。

西医认为由单纯脂肪肝引起肝硬化或者肝癌的可能性很小，因此我们经常会陷入一个误区，就是脂肪肝不用吃药，病情也不会加重。其实，这是断章取义。因为西医并没有确定地说，脂

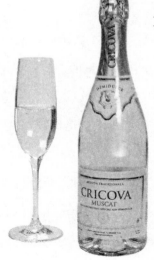

✦ 喝酒伤肝，肝病患者在日常生活中
尽量少喝酒有利于自身病情的好转。

肪肝一定不会发展成为肝硬化甚至肝癌。再者说，得了脂肪肝即使不需要服药，也得遵从医嘱，定期复检，然后根据复检结果及时治疗。

抽血检验结果并不能是否确定患有脂肪肝，还要通过影像学等检查综合判断是否发展为脂肪性肝炎，甚至肝硬化等并发症。如果出现了这些问题，就应该看医生，根据医生的建议治疗，因为肝炎转化为肝硬化或肝癌的概率很大。如果没有患肝炎，可以根据造成脂肪肝的原因配合医生进行相应治疗。举例来说，如果一个人有事没事喜欢"喝两口"，那么他患脂肪肝的原因可能就是酒精，戒酒后，肝脏的状况应该会得到改善。

🌣 中医这样看脂肪肝

不少人去看中医，被告之有"肝气郁结""肝血瘀阻""肝阴虚弱"及"肝胆火热"等病，他们很不明白，这都是什么病。

简单地说，就是肝有问题。中医认为，当肝脏内部脂肪过度堆积，超过正常范围，身体就会不舒服。

加班熬夜，压力山大，一坐到座位上就感觉右边肋骨闷闷的，酸胀不得劲儿。这就是中医所说"肝气郁结"。中医认为肝具有疏泄情绪的功能，具体来说，就是肝能让全身的气息、血液畅通无阻。肝没问题的时候，人会感觉全身很舒服，吃什么东西都能消化得了，不会感觉肚子胀或者积食。也不会闷闷不乐，不会无缘无故烦躁憋屈，更不会动不动就叹气、发火，人的情绪会比较平和。

因为血随气行，脏疏泄功能正常的话，血液能够正常运行，就不会出现"肝血瘀阻"的问题。同时，身体滋养液也会随着气血运行。如果气、血、滋养液运行不畅，就会在体内堆积，时间长了，就容易患上脂肪肝。有脂肪肝的人常常觉得吃东西不容易消化，容易积食，肋骨周围也会经常隐隐作痛。

中医对于脂肪肝的治疗以服药为主，另外配合针灸推拿按摩，就能取得很好的疗效。轻度脂肪肝患者一般可以很快恢复正常，只要饮食控制得当。中重度脂肪肝则需要积极配合医生治疗，否则容易演变为肝炎，进而影响肝脏功能。

脂肪肝患者在饮食方面要注意营养均衡，需要摄入适量优质蛋白质、维生素，保护肝细胞正常活动，促进新陈代谢。平时多吃瘦肉、坚果类食物，炸鸡、肥肉、糕点等油炸类、高脂、高糖食物尽量少吃。

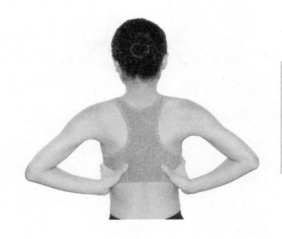

✦ 肝俞穴位于距第九胸椎的左右两侧约 1.5 寸（比大拇指稍宽）的位置，按摩时正坐或俯卧，用拇指指腹或指节按揉，做圆状按摩。此穴是养肝大穴，对保养肝脏有很好的作用。

从某种程度上说，不良生活方式使肝脏的疏泄功能受到损伤，进而导致脂肪肝。所以要想彻底远离脂肪肝，我们一定要改变不良的生活方式。我们知道，肥胖是造成脂肪肝的主要原因，所以治疗脂肪肝一定要控制饮食，控制体重，避免暴饮暴食。爱喝酒、经常泡吧的朋友们少喝点儿酒对于自己的肝脏也有好处。养成积极运动的习惯，每天坚持跑步半小时，如果没有时间跑步，也可以在睡觉之前做做仰卧起坐，这些都有助于脂肪肝的好转。

肝病专家为脂肪肝患者推荐的饮食方

海带排骨汤

材料： 薏仁 75 克，何首乌 15 克，金线莲 10 克，海带一碗，小排骨 300 克，米酒、盐、香油适量

做法： 1. 排骨用开水烫去血水后，取出沥干备用。薏仁用水浸泡 60 分钟左右。将何首乌和金线莲装到药包中。

2. 锅里加水，放入排骨、薏仁、药包，放点儿姜片和米酒。盖上盖子，用大火煮沸，然后撇去浮沫，转用小火再煮 1 小时左右。在煮到 30 分钟左右的时候放入海带。

3. 取出锅里的药包，放入适量盐，用中火煮 10 ～ 20 分钟左右，关火。焖几分钟后，掀开锅盖，滴入香油，晾至适合入口的温度时即可享用。

品饮宜忌： 四肢冰凉的人可以适当加入北芪，便秘的人可以加入适量决明子。

功效解析： 清肝消油，去湿利水。

桑叶去油茶

材料： 普洱茶适量，玉竹 25 克，荷叶 15 克，桑叶 15 克，丹参 15 克，桂枝 7.5 克，牛蒡 7.5 克

做法： 1. 把以上所有材料放进碗中，加入 2000 毫升的水，浸泡 30 分钟左右。

2. 把泡好的茶倒入锅中，用大火煮开后转用小火煮。30 分钟左右以后关火，过滤，茶晾到适合喝的温度时即可饮用。

品饮宜忌： 胃疼、腹泻者可以加入茯苓熬煮，便秘者可以加入适量决明子。

功效解析： 清降肝火，消脂利尿，健脾开胃。

红薯粥

材料： 红薯 1 块，粳米 30 克

做法： 1. 红薯去皮，洗净，切块。粳米淘洗干净，备用。

2. 把粳米放入锅中，加入足量的清水，煮成米粥。

3. 倒入红薯块，继续煮到红薯软烂，关火盛出。晾至适合入口的温度时即可食用。

品饮宜忌： 红薯粥糖分较高，所以糖尿病患者不宜食用。

功效解析： 健脾养胃，益气通乳，促进新陈代谢。

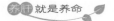

肝炎：最常见的肝部疾病

　　肝炎是最常见的肝脏疾病，可以严重危及肝脏的健康，所以我们一定要积极防护肝脏。此外，某些肝炎还具有一定的传染性，如果不及时治疗，任由病情继续恶化下去，可能引发更加可怕的疾病，比如肝硬化、肝癌。

西医这样看肝炎

　　肝脏是一个非常容易受伤的器官，肝细胞受到损伤就会发炎，这就是肝炎。肝炎产生的原因有很多，其中最常见的是由病毒、细菌或者是寄生虫等的感染造成的，此外还有自身免疫因素造成的，喝酒、吃药也可以导致肝炎。

　　目前，常见的肝炎有病毒性肝炎、酒精性肝炎和药物性肝炎三种，其中最常见危害最大的一种就是病毒性肝炎。病毒性肝炎根据病程的不同有急性与慢性之分，根据感染病毒种类的不同可以分为甲型、乙型、丙型、丁型及戊型肝炎五种。甲型和戊型肝炎主要是由于饮食不注意导致肠道传染，或者吃了不干净的食物，不过感染后不会发展成慢性肝炎，也不会引起肝硬化。而乙、丙、丁型肝炎主要是通过血液、体液传播，如夫妻之间、母婴之间的传染。乙、丙型肝炎不但会转为慢性，还可能进展为肝硬化甚至肝癌。

病毒、细菌、化学物质等进入人体后，经过 2 ~ 6 周的潜伏期之后发病的就是急性肝炎，持续时间再长一些，到 6 个月以上的就是慢性肝炎。肝炎特别是慢性肝炎初期症状并不明显，往往被忽略。有些人感染之后会感觉疲倦无力、食欲不振、发烧怕冷如同感冒一样、右上腹及肝区疼痛等症状，严重者才会出现黄疸、肝掌。大部分急性肝炎患者尤其是甲、戊型肝炎患者可以在 1 ~ 3 个月内自行痊愈，痊愈之后身体会产生抗体，具有终身免疫力。

西医对于肝炎的诊断，通常情况下要通过抽血检验来确诊。肝功能检查的项目比较多，AST 和 ALT 是最能反映肝细胞损伤程度的指标。但是如果想要确诊病毒性肝炎必须依据血清中肝炎病毒标志物来判断。

一般来说，急性病毒性肝炎患者只需多注意休息，营养支持，就能逐渐恢复。对于酒精性肝炎和药物性肝炎，如果发现及时，患者戒酒、停药都能康复，除非发现得太晚，病情已经进一步恶化。

🌿 中医这样看肝炎

西医传入中国之前，中医学并没有"肝炎"这种称呼。西医关于肝炎症状的描述，与中医"五疸""肋痛""郁症""肝胃气痛""湿病"等十分相似，而这些症状都是"黄疸"的症状。由此可见，西医所谓"肝炎"，很可能就是中医中的"黄疸"。

中医学以为，"黄疸"的发生与"湿"有关。饮食无节制加上气候、过度劳累，湿邪入侵，体内气机瘀滞，出现"肝气郁结"的症状。同时脾胃蠕动减慢，消化系统紊乱，出现"脾虚湿重"的症状。我们知道，脾负责生化气血，而这时脾胃消化吸收营养的能力减弱，生化无源，造成人体气

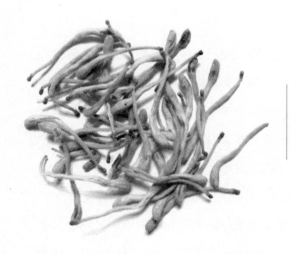

✦ 金银花，又名忍冬，性寒，味甘，入肺、心、胃经，具有清热解毒、抗炎、补虚疗风的功效。

血不足，肝阴失养而变虚弱，情况进一步恶化下去还可能出现"肝胆火热"的症状。

由于患病原因不同，所以表现出来的症状也会有所不同。但是可以肯定的是，大部分的人症状都比较复杂，很少出现单一症候，因此医生所开的药方也会因症状的不同而改变。千万不要不经医生许可自己决定买来药物服用，以免病情恶化。

中医对于肝炎的治疗，首先以清热解毒为主，适当服用降肝火的药物，等到肝脏功能恢复正常之后，就无须再服药。如果病情比较严重，就要以疏肝解郁为主要原则。服用滋阴润燥、健脾化湿的药物，再配合针灸治疗。

生活中一些人总是不注意自己的身体，不遵守正常作息规律，该睡觉的时候不睡觉，该吃饭的时候不吃饭，肝炎就可能得不到有效控制，发展为肝硬化，甚至肝癌。由此，我们应该积极防治肝炎。

预防肝炎首先要注意合理饮食。多吃一些清淡、容易消化的食物，大鱼大肉、蛋糕甜点、烧烤、麻辣烫、小龙虾、生鱼片、冰激凌……还是少吃为妙。因为清淡食物有助于提高人体阴阳气血的能量，辛辣油腻、高脂高糖、生食冷饮等不仅容易损伤肠胃功能，还很容易诱发脂肪肝，使病情恶化。

由于过劳伤肝，所以肝炎患者一定要及时休息。患者发病期并不适合工作，等到肝脏功能逐渐恢复以后，可以适当活动活动。适当的工作及运动不但可以使气血循环顺畅，新陈代谢加快，还有利于病情的恢复。所以说，适当运动是必要的，但一定不要熬夜或者干太重的活儿，否则，肝脏将又一次陷入苦难之中。

很多肝炎患者得知自己生病以后，担心病情长期不愈，害怕会转为肝硬化，情绪也一天比一天低落。中医认为，悲观绝望等不良情绪，容易压制体内气血的运行，降低肝脏的抵抗力，甚至使病情恶化。因此肝炎患者要保持开朗稳定的情绪，树立积极乐观的精神状态，才是养肝护肝的首要原则。

🌿 肝病专家为肝炎患者推荐的饮食方

龙胆清肝茶

材料：龙胆草 10 克，金线莲 15 克，黄芪 10 克，赤芍 10 克，甘草 10 克

做法：1. 把上述药材平均分成四份，放入四个茶包中。

2. 喝的时候，取一包放入保温杯中，加入沸水冲泡，焖 5 分钟后揭开杯盖，晾凉饮用。

品饮宜忌：适用于急性肝炎患者。腹胀腹泻、经常胃疼的患者可以加入适量砂仁，容易便秘的人也可以加入适量磨碎的决明子。

功效解析：去湿清热、益气保肝。

茵陈汤

材料：蒲公英 50 克，茵陈 50 克，大枣 10 枚，冰糖适量

做法：1. 将蒲公英、茵陈冲洗干净，切碎备用；大枣洗净去核备用。

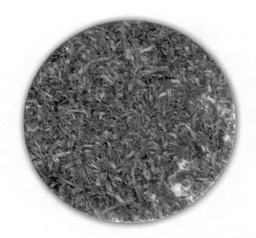

✦ 茵陈，又名茵陈蒿、绵茵陈。每年春季采收，除去杂质，去净泥土，晒干即可。味苦、性凉，能解肝毒，对于湿热黄疸、传染性肝炎等都有良好效果。

2. 锅里加入适量清水，把准备好的材料一起放入锅中。

3. 煎好后，去渣留汁一碗，留枣，加入适量冰糖搅拌均匀即可饮用。

功效解析： 补血养肝，清热利胆退黄，增强脾胃生理功能。

当归炖母鸡汤

材料： 当归、党参各 15 克，母鸡 1 只，葱、姜、料酒、盐适量

做法： 1. 母鸡褪毛，去除内脏，冲洗干净。再把当归、党参塞入母鸡肚子中。

2. 锅中加入适量水，把母鸡放入水中。加入适量葱、姜、料酒、盐。

3. 用大火煮沸，转用文火煨炖到鸡肉松软熟烂。晾凉到适宜温度即可食用。

品饮宜忌： 适用于肝脾血虚所致的慢性肝炎患者及各类贫血患者。

功效解析： 补血养肝，强身健体。

肝硬化：治疗不当可能会危及生命

> 肝硬化是一种严重的肝脏疾病，往往也是肝病患者忽视治疗病情恶化的结果。任何疾病都不可怕，肝硬化也可以康复，只是，治疗不当可能会危及生命，所以，病急乱投医万万使不得。

⬤ 西医这样看肝硬化

无肉不欢？逢酒必喝？改善伙食就吃生鱼片？赶时髦，掉进"晚睡时尚圈"——要知道，酒肉寄生虫和病毒侵害的都是肝细胞，受损肝细胞得不到保护就会坏死，纤维组织再生，形成结节化，肝脏逐渐变形、变硬，就是所谓的"肝硬化"。

肝硬化的进展比较沉默，一开始肝脏功能近乎正常，肝脏内大部分正常的组织也足以应付日常代谢的需求，患者一般没有明显的不适感，但是随着病情的进展，肝脏无法发挥它原来的功能，就会慢慢露出一些"蛛丝马迹"，比如：精神不佳、食欲减退、容易疲倦、体重减轻；口干舌燥、脸黑尿黄，出现黄疸；脸、脖子、胸前、手臂长出"蜘蛛痣"；手掌大小鱼际发红，变成"朱砂掌"；腹痛或者腹部肝区疼痛；有的时候还会经常流鼻血、牙龈出血、皮肤长出瘀斑甚至血肿等。

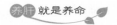

造成肝硬化的原因有很多，其中病毒性肝炎是导致肝硬化的最常见的原因。此外，长期大量喝酒患上酒精性肝病，肝细胞受酒精毒害变性甚至坏死，最终发展成为肝硬化。寄生虫、黄曲霉素等有毒物质的刺激，也会使肝脏结缔组织增生。先天性代谢障碍也能诱发肝脏病变，长期服用药物或接触化学物质，也能引起药物性肝硬化。

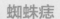

蜘蛛痣

蜘蛛痣的出现有时候可以表明肝功能减退，但女性月经期或妊娠期也可能出现皮肤动脉扩张，另外长期风吹日晒、大量喝酒，或者缺乏营养的人也可能长出蜘蛛痣，有的时候健康的人身上也可以见到。

西医对于肝硬化的诊断主要是通过影像检查来确定，患者需要检查的项目有肝脏穿刺、肝胆超声波或 CT 等。如果想要评估肝脏纤维化的程度则要做肝切片检查。

病情发展到肝硬化以后，虽然我们没办法使受损的肝脏完全恢复，但配合恰当的治疗却可以延缓肝功能进一步受损。病毒性肝炎所引起的肝硬化首先要接受抗病毒治疗。酒精性肝硬化患者则必须戒酒。另外就是减少并发症，当肝硬化的并发症无法控制时，可以进行肝脏移植。

🌿 中医这样看肝硬化

肝硬化在中医上属于"积聚""臌胀"病的范畴，"黄疸"中也有肝硬化的存在。肝硬化发展到晚期会出现腹水，或许正因为这样，中医才把肝硬化归入"臌胀"。

关于肝硬化的发病原因，中医认为，饮食失节，伤及脾胃，致使"脾胃气虚"；饮酒过量，脏腑失和，湿浊内生，使肝阴亏损；外感湿热、入侵人体，耗损气血，人体气血不足，肝失所养，就会出现问题；精神紧张、烦恼郁闷导致肝脏疏泄功能失调，气滞血瘀，这是导致肝硬化的罪魁祸首。

中医对于肝硬化的治疗以服药为主，也可以配合针灸治疗。由于肝硬化的主要原因是气滞血瘀，所以在防治上应该以益气活血、滋阴降火为主。虽然中医对肝硬化的治疗更偏向于保健，但如果能坚持治疗将对肝硬化的痊愈起到不可替代的作用。如果患者出现腹水、黄疸及出血症状时，需要服用清肝利胆退黄、去湿消肿、滋阴止血的药物。

由于肝硬化患者的消化功能不佳，肠道蠕动减慢，容易出现胀气，所以饮食应以易消化的食物为主，还要注意适当补充脂肪、维生素、蛋白质和矿物质。如果患者的肝脏功能明显减退，蛋白质的摄入量也要相应减少。

浓茶、咖啡容易让肝病恶化

浓茶、咖啡等和烟、酒一样，不但可以刺激肠胃，时间长了可能损害消化系统，进而伤及肝脏。而且吃饭后立即喝茶还可能诱发脂肪肝，让肝病恶化。因此，肝病患者平时饮食要格外注意少喝浓茶。

肝硬化患者发展到晚期多有腹水，所以应尽量避免寒湿入侵加重腹水。坚持无盐或少盐饮食往往可以起到去湿利尿的作用，从而减少腹水。此外，出现腹水的患者还要注意少吃生冷食物，少喝浓茶。

如果患者有出血症状，就要减少粗硬食物的摄取。辛辣刺激及燥热易上火的食物会增加肠胃蠕动的频率，极易使门静脉压力上升，甚至破裂出血。所以，肝硬化患者一定要少吃辛辣燥热食物。

休息对于肝硬化患者来说非常重要。病情较轻的患者可以适当从事一些劳动强度不大的工作，以促进新陈代谢。而病情比较严重的患者最好卧床休息。

肝病专家为肝硬化患者推荐的饮食方

柴胡甘草汤

材料： 柴胡、川芎、苍术、杭白芍药各 15 克，甘草、枳壳、香附、青皮、厚朴各 10 克

做法： 每天用水煎一剂，每剂分两次喝完。

品饮宜忌： 适用于气滞肝郁型肝硬化患者。

功效解析： 疏肝解郁，清热解毒，改善肝脏功能。

当归赤芍汤

材料： 当归、郁金、太子参、生地黄、茵陈、赤芍药各 10 ~ 15 克，丹参、小蓟、鸡白花、鳖甲各 15 ~ 30 克，炮山甲、牡丹皮各 6 ~ 12 克，桃仁、砂仁各 3 ~ 9 克

做法： 每天用水煎一剂，每剂分两次喝完。

品饮宜忌： 适用于血瘀所致的肝硬化患者。

功效解析： 活血化瘀，清热利尿。

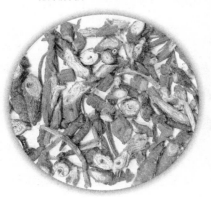

✦ 柴胡，一般春、秋两季采挖，除去茎叶及泥沙，干燥收存。具有清热解毒、疏肝解郁的功效，对于改善肝功能也有帮助。

肝肿瘤：一定要定期做检查

肝肿瘤可以分为良性和恶性。良性肿瘤虽然不会对身体造成太大伤害，但是如果不及时调理也会恶化；而恶性肿瘤也不是没有恢复的可能，只要积极配合治疗，还是可以恢复健康的。

西医这样看肝肿瘤

肝脏是肿瘤易发部位之一，肝肿瘤是发生在肝脏的肿瘤病变，有良性与恶性之分。良性肿瘤比较少见，主要发生在肝细胞索、胆管上皮、血管或其他中胚层组织中，肝血管瘤、肝囊肿、局部结节性增生、肝腺瘤等都是良性肝肿瘤。恶性肿瘤就是所谓的肝癌或其他癌症转移过来的，比如：乳腺癌转移到肝脏成为肝肿瘤。

西医对于肝肿瘤的确诊需要借助医疗器械，比如：通常情况下，肝血管瘤和肝囊肿没有明显的症状，如果想要确定是否患有肿瘤，必须首先通过肝部超声波或 CT 等影像学检查，有时甚至需造影增强才能确诊。

对于肝血管瘤，西医认为，可以不治，前提是患者不会有明显的不舒服的感觉。除非肿瘤的面积较大，患者已经能够明显察觉到，同时还常常感觉恶心，腹部不舒服甚至有些疼痛，这时就需要借助手术来摘除肿瘤。

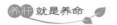

肝囊肿是一种良性肿瘤，一般不会对人体健康构成威胁，没有明显的症状，所以一般也没有必要进行治疗。除非囊肿变大，身体明显感觉不适时，医生需要根据医学检查的结果来确定是否要动手术。

中医这样看肝肿瘤

中医上把肝肿瘤的发病原因归纳为三点："气血瘀阻""痰湿"及"脾胃气虚"。

如果感觉上腹部胀满，按起来非常痛而且摸起来还会有硬硬鼓鼓的东西，另外口干口苦、大便干燥、小便发黄，这是"气血瘀阻"型肝肿瘤。中医治疗时以清肝解毒、活血化瘀为主。

四肢肿胀，气短，呼吸急促，嘴唇发紫，口干舌燥，不想吃东西，烦躁失眠甚至神志不清，语无伦次，都是"痰湿"型肝肿瘤的症状，中医治疗以化痰祛湿为主。

"脾胃气虚"型肝肿瘤常常表现为：腹部感觉有东西顶住一样；人也开始消瘦，疲倦乏力；肚子胀不想吃，吃饭后更加胀闷；晚上辗转反侧，睡眠质量差；大便溏泻，尿黄如茶甚至出现黄疸。治疗上以健脾养胃、泻肝消结为主。

另外需要注意的是，由于肝血管瘤容易出血，所以治疗时尤其要注意把握活血药物的剂量。

肿瘤患者饮食上应该注意营养均衡，少吃寒凉、燥热食物。因为营养均衡可以为肝脏提供能量，而生冷食物，不仅会伤及脾胃，也会使气血不通，刺激肝脏。辛辣燥热食物，则容易引起出血。

生活作息正常可使肝脏得到充分休息，气血充足、循行顺畅，病情就比较容易控制。如果能配合适当的运动，血气就不易停滞不动，将更加有益于病情的缓解。

　　肝肿瘤虽然很严重，但积极治疗还是可以康复的，所以患者不必担心忧虑，要时常保持心情愉悦。

肝病专家为肝肿瘤患者推荐的饮食方

养肝消肿茶

　　材料： 马鞭草 5 克，党参 15 克，枸杞 15 克，石斛 10 克，七叶胆 7.5 克，冰糖适量

　　做法： 1. 将所有药材分成三份，分别装入三个茶包中。

　　2. 喝的时候，取一包放入保温杯中，加入开水冲泡，焖 5 分钟。

　　3. 揭开杯盖，加入冰糖搅拌均匀即可饮用。

　　品饮宜忌： 腹胀腹泻的患者可以加入适量茯苓，便秘的人可以加入碾碎的决明子。

　　功效解析： 活血祛瘀、清肝明目、益气滋阴。

郁金药浴包

　　材料： 郁金、桃仁、柴胡、牡丹皮、香附、当归、石菖蒲各 15 克，薰衣草精油 10 滴

　　做法： 1. 将上述所有药材磨成粉末，分别装入两个药袋中。

　　2. 泡澡的时候，取一包放入浴缸或者浴盆中，用热水浸泡 5 分钟左右，然后加适宜温度的水，滴入精油，搅拌均匀，即可泡澡。需要注意的是，浸浴的时间不宜过长，20 分钟左右就好。

　　功效解析： 疏肝解郁、活血益气。

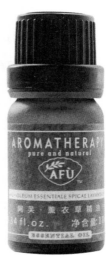

　　✦ 精油，清香的气味能够起到稳定情绪、放松心情的作用，有利于调节精神压力。对于减轻肝病患者发热心烦有所帮助。

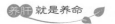

肝癌：早期预防很重要

虽然说肝癌可以致命，但是只要及时治疗，患者依然有康复的机会。只是，肝癌早期肿瘤小没有症状，不易被人察觉，等到发现为时已晚。对于肝癌的治疗，不论中西医，只要能够让肝脏恢复健康，都应该尝试一下。

🌿 西医这样看肝癌

长期以来，我国被称为"肝癌大国"，目前，肝癌已经超过胃癌成为我国癌症死亡率之首。那么，哪些人容易得肝癌呢？

肝炎患者治疗不当，无法控制病情就会发展为肝硬化，一旦出现肝硬化将很有可能会进展到肝癌。除此之外，烟、酒等都可能诱发肝癌。而且肝癌高发人群中，男性比女性多，中年人相对于其他年龄段较多。

早期肝癌并没有什么症状，有的患者可能出现一些与肝硬化相似的症状。随着病情的恶化，患者会感觉腹部肝区疼痛，食欲不振、发热、腹水或者门静脉高压引发出血症状。

西医认为，大部分的肝癌可以通过影像学检查和血甲胎蛋白测定确诊，而有些患者还需要借助超声波引导下肝脏穿刺活组织检查才能确定。

西医对于肝癌的治疗以开刀手术为主，这是目前为止唯一一种可以根除肿瘤的方法。此外，医学上还有血管栓塞、超声波引导注射药物、动静脉化学药物治疗、微波治疗等手段，只是这些方法的效果并不理想，无法将肿瘤完全消除，而只能减慢肿瘤的生长速度。对于严重肝硬化、肝肿瘤切除会发生肝衰竭的患者来说，如果肿瘤没有转移的迹象，可以考虑做肝脏移植手术，这种手术的复发率很高。

🌿 中医这样看肝癌

肝癌——一种让人闻之色变的疾病，它可以说是所有癌症中的头号杀手。

中医上以为，肝癌主要有五种类型——"气血瘀阻""肝郁脾虚""肝胆火热""气阴两虚"及"肝阴虚弱"等。"气血瘀阻"型肝癌患者会感觉腹部肝区疼痛或右半边肩部、背部肝脏的反射区疼痛；"肝郁脾虚"型患者会出现不想吃东西、腹部胀痛等症状；而肝脏指数异常，出现黄疸等则是"肝胆火热"型肝癌的症状。

中医对于肝癌的治疗以服药为主，也可以配合针灸治疗。治疗时，应该以活血益气、疏肝解郁、去湿化瘀、健脾养胃、清热解毒为主。

肝癌患者饮食宜清淡。肝癌患者常常会有消化不良的情况，所以平时应该多吃一些容易消化的食物，这也是保养脾胃的最好方法。过寒过热的饮食都容易刺激脾胃，影响消化功能，引起消化障碍，不仅不利于肝脏健康，还会损害脾胃。

近年来，肝癌的死亡率明显上升，成为严重威胁人类生命的疾病。患者得知自己的病情以后容易情绪低落，而中医认为，不良情绪可能会减

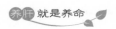

少肝细胞的能量，导致肝失去调节功能，气血流通不畅，体内毒素恶化的速度也会跟着加速，这些都将不利于癌症的治疗。所以肝癌患者应该保持积极乐观的生活态度，以平常心态接受治疗。一定不要听信偏方，放弃医疗。

❀ 肝病专家为肝癌患者推荐的饮食方

垂盆草茶

材料： 垂盆草 37.5 克，红枣、金银花各 15 克，绿萼梅 10 克，冰糖适量

做法： 1. 将垂盆草、红枣放入锅中，加入适量清水，浸泡 30 分钟。

2. 用大火煮开，再用小火煮 30 分钟左右。

3. 煮好过滤后，用药汁冲泡绿萼梅和金银花。焖 5 分钟左右，加入冰糖搅拌均匀即可饮用。

品饮宜忌： 适用于身体发热、黄疸、腹部肝区疼痛等肝胆火热症状的肝癌患者。容易拉肚子的患者可以加入适量白术，而便秘的人可以加入适量决明子。

功效解析： 去湿利尿、清热解毒，可以改善肝癌的火热症状。

山药扁豆粥

材料： 山药 30 克，白扁豆、粳米各 15 克，白糖适量

做法： 1. 山药洗净，去皮切片；将白扁豆、粳米淘洗干净，备用。

2. 锅中加入适量清水，将白扁豆和粳米一起放入水中。用大火煮沸，再用小火煮到粳米熟烂。

3. 加入山药片，继续煮，直到山药熟透为止。最后加入适量白糖搅拌均匀即可食用。

品饮宜忌： 适用于脾胃气虚患者。

功效解析： 补益脾胃，增强人体免疫功能。

健脾养肝汤

材料： 佛手 30 克，天冬 25 克，党参 15 克，川七 7.5 克，蜜枣一枚。火腿片、竹荪、葱、姜、食盐、香油适量

做法： 1. 将佛手、天冬、党参、川七、蜜枣放入药袋中备用；葱切段，姜切片。

2. 锅中加入适量清水，将药袋放入水中，用大火煮沸，再用小火煮一小时左右，拿出药袋。

3. 把火腿片、竹荪及姜片放入药汁中，用大火煮熟以后，加入食盐和香油即可。

品饮宜忌： 适用于恶心呕吐、打嗝、腹胀等肝郁脾虚症状的肝癌患者。容易拉肚子的患者可以加入适量茯苓，便秘的人则要加决明子。

功效解析： 舒畅肝气、益气活血、止咳化痰，可以缓解肝癌患者消化不良的症状。

◆ 佛手，又名九爪木，味辛、苦、甘，性温，无毒，入肝、脾、胃三经，有理气化痰、止呕消胀、舒肝健脾、和胃等功效。

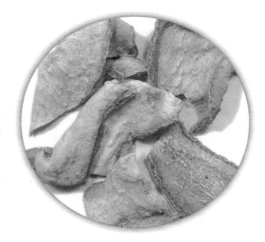

图书在版编目（CIP）数据

养肝就是养命 / 李卉，王伟岸主编 . -- 南昌：江西科学技术出版社，2014.8（2022.7 重印）

ISBN 978-7-5390-5162-8

Ⅰ.①养… Ⅱ.①李… ②王… Ⅲ.①柔肝 Ⅳ.① R256.4

中国版本图书馆 CIP 数据核字 (2014) 第 178155 号

国际互联网（Internet）地址：http://www.jxkjcbs.com

选题序号：ZK2014251　　图书代码：D14132-121

丛书主编 / 黄利　　监制 / 万夏
项目策划 / 设计制作 / 紫图图书 ZITO®
责任编辑 / 魏栋伟
特约编辑 / 安莎莎
营销支持 / 曹莉丽

养肝就是养命

李卉　王伟岸 / 主编

出版发行	江西科学技术出版社	
社　　址	南昌市蓼洲街 2 号附 1 号　　邮编 330009	
	电话:(0791) 86623491　　86639342（传真）	
印　　刷	天津中印联印务有限公司	
经　　销	各地新华书店	
开　　本	710 毫米 ×1000 毫米　1/16	
印　　张	16	
字　　数	200 千字	
印　　数	109001-112000 册	
版　　次	2014 年 9 月第 1 版 2022 年 7 月第 21 次印刷	
书　　号	ISBN 978-7-5390-5162-8	
定　　价	49.90 元